E. Mutschler A. M. Zeiher D. Stalleicken (Hrsg.)

Pentaerithrityl-
tetranitrat

Endotheliale Dysfunktion –
NO-Substitution als evidenzbasiertes Therapieprinzip

Mit 62 zum Teil farbigen Abbildungen

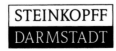

Prof. Dr. med. Dr. rer. nat. Drs. h.c. E. Mutschler

Pharmakologisches Institut, Biozentrum Niederursel
Johann-Wolfgang-Goethe-Universität
Marie-Curie-Straße 9, 60439 Frankfurt/Main

Prof. Dr. med. A. M. Zeiher

Klinik für Innere Medizin IV
Johann-Wolfgang-Goethe-Universität
Theodor-Stern-Kai 7, 60596 Frankfurt

Dr. med. D. Stalleicken

Medizinischer Direktor, ALPHARMA-ISIS GmbH & Co. KG, Langenfeld
Mitglied der Arbeitsgruppe Pharmakologie,
Hochschule für Technik und Wirtschaft (FH) Albstadt-Sigmaringen

Wissenschaftliche Betreuung der Reihe

Prof. Dr. med. H. T. Schneider

Arbeitsgruppe Pharmakologie (Leiter)
Hochschule für Technik und Wirtschaft (FH) Albstadt-Sigmaringen
Anton-Günther-Straße 51, 72488 Sigmaringen

ISBN 3-7985-1439-9 Steinkopff Verlag Darmstadt

Steinkopff Verlag Darmstadt
ist ein Unternehmen von Springer Science+Business Media

http://www.steinkopff.springer.de

© Steinkopff Verlag Darmstadt 2004
   Printed in Germany

Satz: K+V Fotosatz GmbH, Beerfelden

Gedruckt auf säurefreiem Papier

Vorwort

Die Geschichte der Therapie mit Nitraten ist inzwischen über 140 Jahre alt. Der Brite Alfred Field publizierte 1858 über den Erfolg einer Behandlung mit Nitroglyzerin bei einer Frau mit Angina-pectoris-Beschwerden. Er führte diesen auf „antispasmatische Kräfte" des Nitroglyzerin zurück. In einer 1933 publizierten Monographie berichtete Sir Thomas Lewis über positive Nitrat-wirkungen in Bezug auf eine Erweiterung der Herzkranzgefäße einerseits so-wie über eine verbesserte Versorgung des Myokards mit Sauerstoff anderer-seits. 1959 wurde die vorlastsenkende Wirkung der Nitrate und die Vermin-derung des myokardialen Sauerstoffbedarfs durch Gorlin beschrieben.

1980 berichteten Furchgott und Zawadski über die bahnbrechenden Expe-rimente, die nachwiesen, dass die gefäßrelaxierende Wirkung der Nitrate von der Anwesenheit intakter endothelialer Zellen abhängig ist. Furchgott entwickelte 1986 die Vorstellung, dass die Gefäßrelaxation durch einen En-dothelfaktor, dem so genannten EDRF ausgelöst wird. Dieser Endothelfaktor war nach seiner Vorstellung möglicherweise mit NO (Stickstoffmonoxid) identisch. Zu etwa der gleichen Zeit konnten Ignarro et al. belegen, dass es sich bei EDRF tatsächlich um NO handeln müsse. Ferit Murat hatte 1967 entdeckt, dass die vasodilatierende Wirkung von Nitroglyzerin auf der NO-Freisetzung der Substanz beruht. Somit konnte nach über 130 Jahren thera-peutischer Erfahrungen mit Nitraten ihr Wirkmechanismus für eine sympto-matische Therapie erklärt werden.

Die Aufklärung des Wirkmechanismus der Nitrate bzw. die Bedeutung des EDRF änderte auch die Vorstellung, dass das einlagige Endothel eine ledig-lich passive Barrierefunktion besitzt. Die 1979 publizierten Befunde von Moncada zeigten, dass das Endothel über autokrine, epikrine und parakrine Signalwege für die Kommunikation zwischen Intravasalraum, Gefäß und Gewebe verfügt und dadurch lebenswichtige homöostatische Funktionen wahrnimmt. Es zeichnet sich mehr und mehr ab, dass diese Endothelfunktion von einer Balan-ce zwischen NO und reaktiven Sauerstoffspezies abhängig ist. Eine Störung des Gleichgewichtes NO/O_2^- führt zum Krankheitsbild der endothelialen Dysfunk-tion. Hieraus ergibt sich, dass eine NO-Substitution Aspekte haben könnte, die über einen symptomatischen Einsatz hinaus gehen.

Leider ist die klinische Anwendung von Nitraten sowohl für die sympto-matische Therapie pectanginöser Beschwerden als auch für die Behandlung von endothelialer Dysfunktion durch 2 Faktoren limitiert: die Toleranzent-wicklung und den Nitrat-Kopfschmerz. Eine Ausnahme unter den Nitraten in der Nebenwirkungshäufigkeit (Kopfschmerzen) und der Toleranzentwick-lung scheint aufgrund einer Reihe neuerer Befunde Pentaerithrityltetranitrat (PETN) zu haben. Diese besonderen Eigenschaften des PETN begründen ein international hohes Interesse an der Substanz. Die PETN-Forschungsgruppen treffen sich traditionsgemäß einmal jährlich zu einem wissenschaftlichen Symposium. Im Jahre 2002 fand dieses Expertentreffen in Halle statt. Der vorliegende Band der „Blauen Reihe mit dem farbigen Balken" fasst die in Halle vorgestellten und diskutierten Ergebnisse zusammen.

- In einem einführenden Referat erläuterte Zeiher (Frankfurt) die moleku-larbiologischen Aspekte der endothelialen Dysfunktion sowie die daraus resultierenden therapeutischen Optionen und Visionen.
- Obwohl PETN seit über 60 Jahren therapeutisch eingesetzt wird, ist sein Metabolismus nicht in allen Einzelheiten bekannt. Dieses beruht auf der Labilität von PETN in wässrigen Systemen einerseits und den analytischen Schwierigkeiten wegen der komplexen Biotransformation andererseits. Das bebrütete Hühnerei stellt ein Ex-vivo-Modell dar, welches sich als Ergän-zungsmodell zur Untersuchung der Biotransformation von Arzneistoffen bewährt hat. Die mit diesem Verfahren gewonnenen Erkenntnisse zum hyd-rolytischen Abbau und Metabolismus von PETN wurden von der Arbeits-gruppe Lehmann (Jena, Bonn) dargestellt.
- Kristek (Bratislava) berichtete über das Ausbleiben von Toleranzphänome-nen nach Langzeitbehandlung mit PETN (gemessen an hämodynamischen Parametern) und den Schutz vor morphologischen Veränderungen in aor-talen Gefäßpräparationen.
- Die Arbeitsgruppe Schröder (Halle) legte Befunde vor, wie die antioxidati-ve Wirkung von PETN erklärt werden kann. Neben der Stimulation der Ferritinexpression scheint einer Stimulation der Hämoxygenase 1 Bedeu-tung zuzukommen.
- Dass PETN auch bei Menschen keine Toleranzentwicklung auslöst und die Bildung reaktiver Sauerstoffspezies nicht fördert, konnte durch die Ar-beitsgruppe Parker (Toronto) belegt werden.
- Der Nachweis einer pulmonalen Hypertonie bei Patienten mit Herzinsuffi-zienz stellt ein Zeichen ausgesprochen schlechter Prognose dar. Schneider (Köln) konnte bei der Behandlung von Patienten mit pulmonaler Hyper-tonie eine nachhaltige Senkung des Drucks in der Lungenschlagader durch PETN erreichen. Zukünftige Untersuchungen werden zeigen, ob die-ses auch für die Prognose der Patienten eine Bedeutung besitzt.

Die in Halle vorgestellten Einzelbeiträge konnten nicht nur erneut die besonderen pharmakologischen Eigenschaften von PETN sowohl im Tierexperiment als auch in humanpharmakologischen Untersuchungen aufzeigen, sondern eröffneten für diese Substanz neue therapeutische Optionen für Patienten mit pulmonalvenöser Hypertonie. Der Nachweis einer Wirksamkeit bei dieser Therapie würde auch aus klinischer Sicht erneut belegen, dass PETN unter den Nitraten eine Sonderstellung einnimmt.

Frankfurt und Langenfeld, im September 2003   *E. Mutschler*
                                                               A.M. Zeiher
                                                               D. Stalleicken

Inhaltsverzeichnis

Autorenverzeichnis

H. Kiefer
PD Dr. M. Neugebauer
Pharmazeutisches Institut
Rheinische-Friedrich-Wilhelms-
Universität
Kreuzbergweg 26
53115 Bonn

Dr. F. Kristek, PhD
Institute of Normal
and Pathological Physiology
Slovak Academy of Sciences
Sienkiewiczova 1
81371 Bratislava, Slovak Republik

Prof. Dr. J. Lehmann
Institut für Pharmazie
Lehrstuhl für Pharmazeutische/
Chemische Chemie
Friedrich-Schiller-Universität
Philosophenweg 14
07743 Jena

Prof. Dr. A. Mülsch
Institut für angewandte Physiologie
Johann-Wolfgang-Goethe-Universität
Theodor-Stern-Kai 7
60596 Frankfurt

Prof. Dr. med. Dr. rer. nat. Drs. h.c.
E. Mutschler
Pharmakologisches Institut
Biozentrum Niederursel
Marie-Curie-Straße 9
60439 Frankfurt/Main

Prof. Dr. J.D. Parker, MD, FRCP (C)
Division of Cardiology,
Dept. of Medicine
Mount Sinai Hospital
600 University Ave
Toronto, Ontario, Canada

Dr. S. Oberle-Plümpe
Prof. Dr. H. Schröder
Institut für Pharmakologie
und Toxikologie
für Naturwissenschaftler
Fachbereich Pharmazie
Martin-Luther-Universität
Wolfgang-Langenbeck-Straße 4
06120 Halle/Saale

PD Dr. med. Ch. A. Schneider
Prof. Dr. med. E. Erdmann
Klinik für Innere Medizin III
Universität zu Köln
Josef-Stelzmann-Straße 9
50924 Köln

Prof. Dr. med. H.T. Schneider
Hochschule für Technik
und Wirtschaft
Albstadt-Sigmaringen
Arbeitsgruppe Pharmakologie
Anton-Günther-Straße 51
72488 Sigmaringen

Dr. med. D. Stalleicken
ALPHARMA-ISIS GmbH & Co. KG
Elisabeth-Selbert-Str. 1
40764 Langenfeld

Dr. H. J. Vreman
Prof. Dr. P. A. Dennery, MD
Dr. Aida Abate
Stanford University School
of Medicine
Stanford, California 94305, USA

Prof. Dr. med. A. M. Zeiher
Klinik für Innere Medizin IV
Johann-Wolfgang-Goethe-Universität
Theodor-Stern-Kai 7
60596 Frankfurt

1 Endotheliale Dysfunktion: Mechanismen und prognostische Bedeutung für die Koronare Herzkrankheit

A. M. Zeiher

1.1 Einleitung

1.1.1 Das Endothel als autokrines/parakrines Organ

Das Endothel ist eine einschichtige, kontinuierliche Zellschicht an der Innenwand der Gefäße. Vordergründig trennt es das intravasale (Blut) vom interstitiellen Compartiment. Mit seinen 6×10^{13} Zellen bildet es eine Oberfläche von insgesamt 1000 m^2. Es wurde lange Zeit lediglich als passive Barriere zwischen Blut und Extravasalraum aufgefasst, dessen einzige Funktion in der Aufrechterhaltung des intravasalen kolloidosmotischen Drucks bestand. Nach heutiger Erkenntnis stellt es ein eigenständiges Organ dar, welches über seine reine Barrierefunktion zwischen Gefäßlumen und Gefäßwand auch wesentliche autokrine/parakrine Funktionen ausübt. Neben seiner Funktion der Steuerung des Gefäßtonus besitzt das Endothel unter physiologischen Bedingungen über die Produktion einer Vielzahl von Faktoren antithrombotische, antiarteriosklerotische und antiproliferative Eigenschaften (Abb. 1). Die endothelialen Signalmoleküle wirken als Vasodilatatoren, Vasokonstriktoren, Integrine, Chemokine, Zytokine, Wachstums- und Gerinnungsfaktoren. Zu den Vasodilatatoren gehören der Endothelium Derived Relaxing Factor (EDRF, identisch mit Stickstoffmonoxid: NO), die Prostacycline, der Endothelium Derived Hyperpolarising Factor (EDHF), das natriuretische Peptid C-Typ und das Bradykinin (autokrin). Als Konstriktoren wirken Superoxidanion Radikal, Endothelin-1, Angiotensin II, Bradykinin (parakrin), Thromboxan A^2, Hydroperoxyeicosatetraen-Säuren. Von den Integrinen sind das intrazelluläre Adhäsionsmolekül, das vaskuläre Adhäsionsmolekül und das endotheliale Leukozytenadhäsionsmolekül zu erwähnen. Das Monozytenprotein I wirkt als Chemokin. Wesentliche Zytokine sind Interleukine und insbesondere der Tumornekrosefaktor (TNF-α). Als Wachstumsfaktoren werden vom Endothel u.a. der endotheliale Wachstumsfaktor gebildet. Das Endothel bildet als Gerinnungsfaktoren den von Willebrand-Faktor, den Gewebsplasminogenaktivator und den Plasminogenaktivatorinhibitor. Über diese Faktoren steuert das Endothel den Gefäßtonus, die lokale Hämostase und Gefäßproliferationsprozesse (Abb. 1). Im Rahmen der Endothelfunktion nimmt das Stickstoffmonoxid (EDRF) NO auf Grund seiner viel-

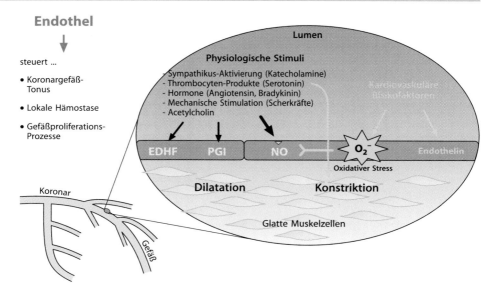

Abb. 1. Funktion des Endothels

fältigen Wirkungen in vielen Gefäßabschnitten gegenüber den anderen endothelialen Signalmolekülen eine hervorragende Stellung ein. NO wird aus
L-Arginin durch das Enzym NO-Synthase (NOS) gebildet. Es steuert den Ko-
ronargefäßtonus, es reguliert und moduliert die Thrombozytenadhäsion sowie -aggregation, das Wachstum von glatten Muskelzellen sowie Adhäsion
und Infiltration von Leukozyten und Monozyten am Endothel. Die Vielfalt
der NO-Bioeffekte resultiert aus seiner guten Membranpermeabilität, die eine
rasche Diffusion über mehrere Zellschichten ermöglicht. Zu den wichtigsten
NO-Akzeptoren (klassische Rezeptoren wurden bisher nicht gefunden)
gehört das Häm, das Fe-Thyrosyl, die Thiole und die Zinkfinger-Transskrip-
tionsfaktoren (ZnS). Hierdurch wirkt NO antiaggregatorisch, antiproliferativ
und antioxidativ (Steigerung zellulärer Eisenaufnahme, Hemmung oxidativer
Phoshorilierung), als Modulator intrazellulärer Signalübertragung (Thiole)
sowie als Modulator der Genexpression und DNA-Synthese (Fe-Thyrosyl,
ZnS). Eine Vielzahl von pharmakologischen Stoffen (Acetylcholin, Bradykinin, Adenosin Tri- und Diphosphat, Thrombin, Serotonin, Histamin, Angio-
tensin-I- und -II, Substanz P) setzen am intakten Endothel NO frei. Neben
den pharmakologischen Stimuli führen physiologische Stimuli (Abb. 2) wie
Blutdruckanstieg und Shear-stress zu einer Freisetzung von NO. Freigesetztes
NO führt zur Vasodilatation. Zusammenfassend hat das NO im kardiovaskulären System akute und langfristige Funktionen. Akut ist das endotheliale
NO für die lokale Regulation von Blutgefäßtonus, Organdurchblutung (z.B.
Herz) Sauerstofftransport, -Verbrauch und -Ausschöpfung, Endothelpermea-
bilität und –wachstum sowie Blutgerinnung verantwortlich. Langfristig

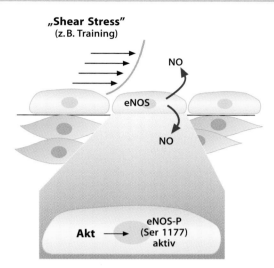

Abb. 2. Molekularbiologie einer physiologischen Endothelstimulation

schützt das endotheliale NO die Gefäßwand vor atherosklerotischen Veränderungen, u. a. insbesondere durch seine anti-aptototische Wirkung auf Endothelzellen, seine wachstumshemmende Wirkung auf die Gefäßmuskelzellen und seine Adhäsions-hemmende und anti-inflammatorische Wirkung auf Monozyten und Granulozyten. Die kontinuierliche NO-Freisetzung wirkt als Gegenspieler des durch Vasokonstriktion physiologischerweise aufrechterhaltenen Gefäßtonus.

1.1.2 Endothelfunktion und NO/O_2^--Gleichgewicht

Sauerstoffsuperoxidanion (O_2^-) ist ein reaktives und toxisches Sauerstoffradikal. Es wird physiologischerweise in niedrigen Konzentrationen durch Elektronenübertragung auf Sauerstoffmoleküle gebildet. Die Elektronen stammen aus verschiedenen biochemischen Quellen und können durch unterschiedliche zelluläre Reaktionen generiert werden. Sauerstoffsuperoxid dismutiert spontan, nicht enzymatisch zu Wasserstoffperoxid und molekularem Sauerstoff. Offensichtlich ist diese Reaktion in ihrer Geschwindigkeit für eine ungestörte Zellfunktion zu langsam. Sie wird daher durch spezifische Enzyme (Superoxiddismutasen, SOD) katalysiert. Die Reaktion zwischen NO und dem Superoxidanionradikal ist jedoch dreimal schneller als die durch SOD vermittelte enzymatische Reaktion. Hieraus ergibt sich, dass bei pathologisch erhöhter Superoxidbildung endotheliales NO mit der Entgiftung durch SOD konkurriert. Bei der Reaktion zwischen NO mit dem Superoxidanionradikal entsteht das ebenfalls sehr kurzlebige Peroxinitrit. Die Oxinitritbildung scheint nach gegenwärtiger Auffassung ein fundamentaler Mechanismus zu sein, der die Bioverfügbarkeit des NO begrenzt. Peroxinitrit wandelt sich zwar biologisch in das inaktive anorganische Nitrat NO_3^- um und wird ausgeschieden, es hat jedoch ein eigenes biologisches Wirkungsspektrum. So kann es Thyrosinreste von Proteinen nitrieren und dadurch mit Signaltransduktionswegen interferieren, die von Thyrosinkinase und G-Protein abhängig sind. Peroxinitrit kann die Prostacyclinbildung hemmen und die Aktivität der mitochondrialen Superoxiddismutase blockieren, wodurch die Konzentration von Superoxidanionen in den Mitochondrien ansteigt und die Mitochondrien geschädigt werden.

1.1.3 Endotheliale Dysfunktion und Risikofaktoren

Es ist also fundamentale Erkenntnis, dass vermehrte Inaktivierung von endothelialem NO durch O_2^- eine wesentliche Komponente der Störung des Gleichgewichtes zwischen Gefäßdilatation und -konstriktion darstellt. Dieses Gleichgewicht zwischen NO-Bioverfügbarkeit und Superoxidbildung kann durch verschiedene endogene und exogene Faktoren gestört werden (Abb. 3).

▦ **Hypercholesterinämie.** Obwohl die NO-Produktion bei Hypercholesterinämie zunimmt, ist die Bioaktivität von NO sichtlich vermindert. Zurückzuführen ist das auf eine exzessive endotheliale Superoxidbildung. Diese ist nicht nur verantwortlich für die Inaktivierung von NO, sondern steigert darüber hinaus die LDL-Oxidation. Zusätzlich interagiert das Produkt der

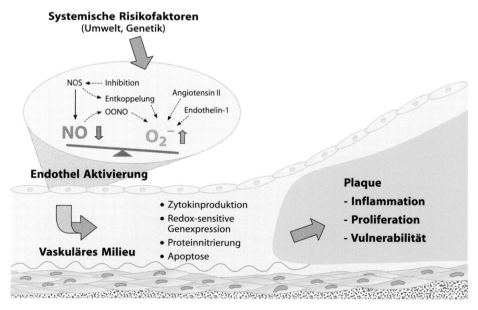

Abb. 3. Folgen einer endothelialen Aktivierung nach durch Risikofaktoren bewirkten NO/O_2^--Inbalance.

LDL-Oxidation Phosphatidylcholin spezifisch mit G1-Protein vermittelten Prozessen der Signaltransduktion.

▪ **Hypertonie.** Hypertonie ist bekanntermaßen assoziiert mit einem erhöhten Risiko kardiovaskulärer Events. Derzeit kann nicht abschließend beurteilt werden, in welchem Ausmaß und an welchen Punkten des sehr komplexen Geschehens das gestörte NO/O_2^--Gleichgewicht Ursache für eine Hypertonie sein kann bzw. in welchem Ausmaß es an den manifesten Folgen der Hypertonie beteiligt ist. Fasst man jedoch die derzeit verfügbaren klinischen und experimentellen Daten zusammen, scheinen einige Formen der Hypertonie mit einer endothelialen Dysfunktion assoziiert zu sein.

▪ **Diabetes mellitus.** Patienten mit Diabetes mellitus haben ein vielfach erhöhtes Infarktrisiko. Sowohl beim Typ-I- als auch beim Typ-II-Diabetes kann eine endotheliale Dysfunktion nachgewiesen werden. Es handelt sich offenbar um eine sehr frühe Störung beim Diabetiker. Sie kann bereits beim Vorliegen einer Insulin-Resistenz bzw. einer Adipositas ohne manifesten Diabetes nachgewiesen werden. An diesem Prozess beteiligt ist sicherlich das NO, welches vermindert verfügbar ist. Eine akute Hyperglykämie führt u. a. über oxidativen Stress zu einer endothelialen Dysfunktion.

▪ **Rauchen.** Es ist allgemein anerkannt, dass Rauchen ein primärer Risikofaktor für die periphere und koronare Atherosklerose ist. Es gibt gute Hinweise dafür, dass das Rauchen über oxidative Veränderungen die Lipoproteine modifizieren und hierdurch möglicherweise NO inaktivieren kann.

▪ **Endotheliale Dysfunktion und Arteriosklerose.** Obwohl sich die endotheliale Dysfunktion derzeit nicht exakt definieren lässt, scheint unabhängig von betrachteter Endothelfunktion und Grundleiden eine endotheliale Dysfunktion assoziiert zu sein mit einer fehlenden Relaxation nach Stimulation durch endothelabhängige Vasodilatatoren. Eine Störung des Gleichgewichtes zwischen Superoxidanionradikalproduktion und NO-Bioverfügbarkeit führt zu einer Endothelaktivierung, die über gesteigerte Zytokinproduktion, eine Redox-sensitive Genexpression, Proteinnitrierung und apoptotische Vorgänge die Entstehung von atherosklerotischen Veränderungen einleiten. Die Zunahme der Plaquegröße führt – ebenfalls über endothelabhängige Faktoren – zu einer adaptiven Anpassung der Gefäßwandarchitektur (Remodelling). Klinisch manifest werden diese Veränderungen als Ischämie/Angina pectoris oder als akutes Koronarsyndrom (vergleiche Abb. 3 und Abb. 4). Bereits in der Frühphase der Atherosklerose, also vor dem Auftreten von morphologischen Veränderungen, können bei Patienten mit den klassischen Risikofaktoren Rauchen, Übergewicht, Arterielle Hypertonie, Diabetes und Hypercholesterinämie die Störungen der Endothelfunktion durch provokative Tests erkannt werden. Langfristig führen diese endothelschädigenden Stimuli jedoch auch zu morphologischen Veränderungen, die in der Gefäßwand manifest werden.

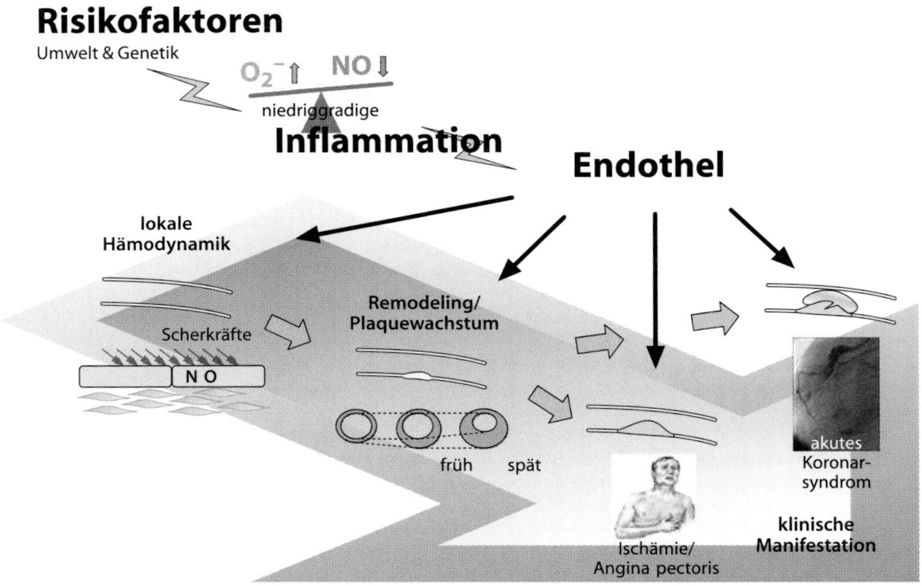

Risikofaktoren

Umwelt & Genetik

$O_2^- \uparrow$ NO $\downarrow$

niedriggradige

Inflammation

Endothel

lokale
Hämodynamik

Scherkräfte

N O

Remodeling/
Plaquewachstum

früh   spät

Ischämie/
Angina pectoris

akutes
Koronar-
syndrom

klinische
Manifestation

Abb. 4. Wirkung einer Endothelstimulation auf das Remodeling/Plaquewachstum und klinische Manifestationen

Unter normalen Bedingungen werden ca. 85% des koronaren Widerstandes durch die Mikrozirkulation bestimmt (Abb. 5). Durch die Atherosklerose kommt es zu Stenosierungen in den epikardialen Leitungsgefäßen. Diese Stenosierungen werden ab einem Grad von ca. 60% hämodynamisch relevant. Das bedeutet, die Stenosierung in den epikardialen Gefäßen stellt nun einen so großen Widerstand dar, dass eine adäquate, bedarfsgerechte Steigerung des Blutflusses nicht mehr möglich ist. Der Durchmesser von koronaren Leitungsgefäßen ist allerdings nicht fixiert. Die epikardialen Koronararterien unterliegen einer ständigen Tonusregulation. Diese wird durch das Ausmaß der Arteriosklerose und koronare Risikofaktoren moduliert. Das Verhältnis von gleichzeitig auf die Gefäßwand einwirkenden vasodilatierenden und vasokonstringierenden Substanzen bestimmt dabei die Gefäßweite im Ruhezustand und unter Belastung. Entscheidender Mechanismus für die Regulation der Gefäßweite ist dabei die flussabhängige Dilatation. Diese wird vermittelt durch das Stickstoffmonoxid (NO). Die basale NO-Bildung wird gesteigert, wenn der koronare Blutfluss z.B. durch eine körperliche Belastung gesteigert wird. Existieren nun kardiale Risikofaktoren, ist in Folge der endothelialen Dysfunktion die Fähigkeit der Koronararterien reduziert, sich in Folge einer Blutflusszunahme oder auf Grund anderer Stimulationen zu erweitern. Dieses ist bedingt durch eine verminderte Bioverfügbarkeit von NO. Sie beruht, wie obig ausgeführt, auf einer Inaktivierung von NO durch Sauerstoffradikale.

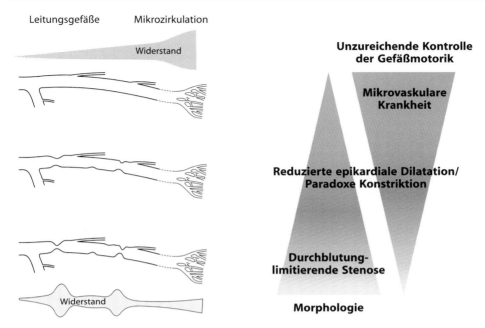

Abb. 5. Bedeutung der Koronarmorphologie und vasomotorischen Funktion für eine myokardiale Ischämie

Unter körperlicher Belastung, aber auch bei mentalem Stress kommt es zu einer Sympathikusstimulation. Diese Sympathikusstimulation führt zur Freisetzung von Katecholaminen. Katecholamine üben gegensätzliche Wirkungen auf die Gefäßwand aus. Über Alpha-2-Rezeptoren kommt es zu einer durch verstärkte NO-Bildung hervorgerufenen Vasodilatation. Katecholamine wirken andererseits durch direkte Wirkung auf die Gefäßmuskelzellen gefäßverengend. Bei Gesunden überwiegt die vasodilatierende Wirkung. Beim Vorliegen einer Inbalance, z.B. bei atherosklerotischen Wandveränderungen ist diese NO-vermittelte endotheliale Vasodilatationsfähigkeit eingeschränkt. Es überwiegt die direkte gefäßverengende Wirkung auf die Gefäßmuskelzellen und es tritt trotz vermehrten Sauerstoffbedarfes eine paradoxe Vasokonstriktion auf (Abb. 1; Abb. 5).

1.2 Diagnostik der endothelialen Dysfunktion

Unter den Bedingungen des Herzkatheterlaboratorium kann mit Hilfe des Acetylcholin-Testes das Ausmaß der endothelialen Dysfunktion bestimmt werden. Acetylcholin bewirkt eine Muskarinrezetor-vermittelte, endothelabhängige NO-Freisetzung. Es hat darüber hinaus auch einen direkten vasokonstriktorischen Effekt auf die glatten Muskelzellen. Es wird allerdings sehr

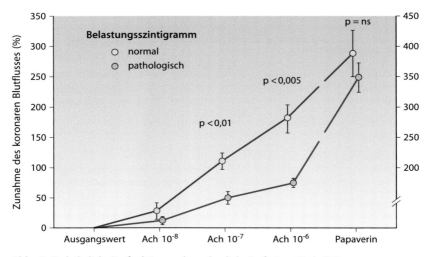

Abb. 6. Endotheliale Dysfunktion und myokardiale Perfusion. Nach [58]

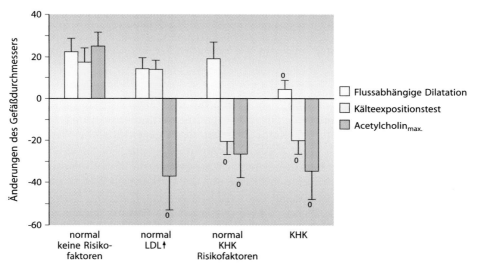

Abb. 7. Progressive endotheliale Dysfunktion in der Entwicklung von Atherosklerosis. Nach [57]

rasch durch die Cholinesterase inaktiviert. Intraluminales Acetylcholin spielt daher sehr wahrscheinlich keine relevante Rolle bei der physiologischen Kontrolle des koronaren Vasotonus. Es kann jedoch als eine ideale Substanz angesehen werden für die Testung der funktionalen Integrität des Endothels. Unter normalen Bedingungen kommt es zu einer dosisabhängigen Steigerung des koronaren Blutflusses durch Acetylcholin. Diese ist unter pathologischen Bedingungen gestört (Abb. 6). Ein Vergleich mit anderen Testverfahren (z.B. cold pressure test) hat ergeben, dass die prognostische Wertigkeit des

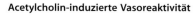

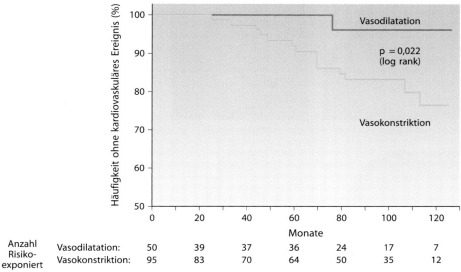

Abb. 8. Koronare Endotheldysfunktion und kardiovaskuläre Ereignisse. Nach [43]

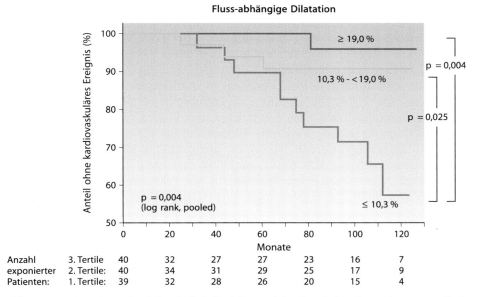

Abb. 9. Integrität der epikardialen Endothelfunktion und kardiovaskuläre Langzeitprognose. Nach [43]

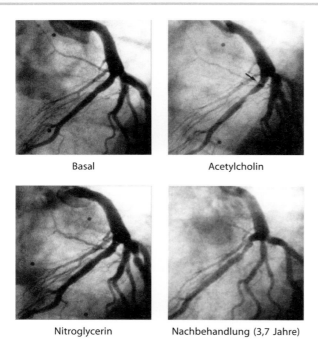

| Basal | Acetylcholin |
| Nitroglycerin | Nachbehandlung (3,7 Jahre) |

Abb. 10. Koronarangiographische Befunde einer endothelialen Dysfunktion

Acetylcholintestes anderen Funktionstesten überlegen ist (Abb. 7). Die von Ludmer beschriebene dosisabhängige Acetylcholin-vermittelte Vasodilatation von angiographisch unauffälligen Koronarien und die Vasokonstriktion bei Patienten mit Atherosklerose konnten in nachfolgenden Untersuchungen dem gestörten NO-Stoffwechselweg zugeschrieben werden. Eine Einschränkung der endothelabhängigen Gefäßregulation konnte für Patienten mit koronarer Herzerkrankung bzw. mit Risikofaktoren für eine koronare Herzerkrankung gezeigt werden. In einer prospektiven Untersuchung konnte nachgewiesen werden (Abb. 8–10), dass eine Änderung der endothelialen Vasoreaktivität eine Aussage zur Progression der Erkrankung und zur Häufigkeit kardiovaskulärer Ereignisse zulässt. Bereits 1995 konnten Anderson und Mitarbeiter eine enge Korrelation zwischen peripherer und koronarer Gefäßregulation nachweisen. Patienten mit einer normalen intrakoronar getesteten Endothelfunktion zeigten auch eine signifikant größere Hyperämie induzierte Vasodilation im Bereich der Unterarmdurchblutung. Es ist daher inzwischen unbestritten, dass die endotheliale Funktionsstörung nicht nur im koronaren Gefäßbett nachweisbar ist, sondern eine systemische Erkrankung ist.

1.3 Endothel-abhängige Gefäßproliferation

Unabhängig und zusätzlich zur Regulation des Gefäßtonus über NO ist das Endothel auch verantwortlich für Prozesse der Gefäßwandproliferation. NO reguliert die Migration von Makrophagen und stimuliert dadurch unter anderem die Proliferation von glatten Muskelzellen. Das Endothel ist also nicht nur für die Gefäßfunktion verantwortlich, sondern auch maßgeblich an der Regulation des Gefäßaufbaus, der Gefäßarchitektur beteiligt. Das Endothel und insbesondere das vom Endothel freigesetzte NO ist für den Prozess des vaskulären Remodellings essentiell. Es handelt sich dabei um eine adaptive Zunahme der Gefäßgröße in frühen Stadien der Atherosklerose zur Kompensation der luminalen Gefäßverengung durch den wachsenden atherosklerotischen Plaque (Abb. 3–5). Änderungen der endothelialen Integrität durch kardiovaskuläre Risikofaktoren führen zu einer Störung des Redoxgleichgewichtes zwischen NO und den reaktiven Sauerstoffspezies. In Folge kommt es nicht nur zu einer Abnahme der endothelialen vasodilatorischen Kapazität, sondern zusätzlich werden eine Reihe von Prozessen aktiviert, die nicht nur die Endothelzellen sondern insbesondere auch die Zellen der anderen Wandschichten betreffen. Anfangs ist diese Inbalance beschränkt auf die endotheliale Zellschicht. Zu einem späteren Zeitpunkt werden die Faktoren des oxidativen Stresses auch in der Gefäßwand wirksam. So kommt es beispielsweise zur Produktion von reaktiven Sauerstoffradikalen durch die Makrophagen in der Randregion von nekrotischen Bezirken. Dieses hat folgende Konsequenzen:

1.3.1 Inflammation

Eine reduzierte NO-Bioaktivität zusammen mit einem erhöhten oxidativen Stress stimuliert die Produktion von Cytokinen wie Interleukinen, Tumornekrosefaktor, MCP-1 oder Interferon. Hierdurch werden Monozyten angelockt. Die Induktion von Adhäsionsmolekülen an der Gefäßwand oder interzellulärer Adhäsionsmoleküle unterstützen die Wanderung der Monozyten in die Gefäßwand. Dort wandeln sie sich um in Makrophagen. Die endotheliale Aktivierung hat also alle Charakteristika eines entzündlichen Prozesses. Über Interleukin 6 kommt es zu einer Steigerung der Produktion des C-reaktiven Protein (CRP) in der Leber. Das CRP ist jedoch nicht nur ein unspezifischer systemischer Entzündungsmarker für die endotheliale Aktivierung, sondern spielt auch eine aktive Rolle bei der lokalen Induktion der Expression von Adhäsionsmolekülen. Es besteht also eine permanente Interaktion zwischen systemischen Faktoren und lokalen endothelialen und Gefäßwandprozessen.

1.3.2 Proliferation

Die reduzierte NO-Bioaktivität bzw. ein angestiegener oxidativer Stress führt zu Nitrierung der Thyrosinreste von Proteinen und interagiert mit der Redox-sensitiven Genexpression: Eine Redox-Inbalance infolge eines oxidativen Stresses aktiviert transskriptionale Proteine, welche für den Anstieg der Proliferation von glatten Muskelzellen verantwortlich sind. NO-reduziert die Proliferation glatter Muskelzellen und die Migrationsfähigkeit von Monozyten. Endothelin-1 genauso wie Angiotensin II, Moleküle, die mit einem oxidativen Stress assoziiert sind, haben einen proatherosklerotischen Effekt auf das Gefäßsystem.

1.3.3 Vulnerabilität

Das Redoxäquilibrium zwischen NO und reaktiven Sauerstoffradikalen kontrolliert auch den Prozess der Apoptosis, also den Prozess des programmierten Zelltodes, welcher einer ungehemmten Zellproliferation entgegenwirkt, um die zelluläre Homöostase aufrecht zu erhalten. Oxidierte Low-Density-Lipoproteine oder Angiotensin II inhibieren die Apoptose von endothelialen Zellen.

Auf Grund der obig dargelegten pathophysiologischen Überlegungen wundert es nicht, dass CRP als ein unabhängiger Prädiktor für Myokardinfarkt bzw. für kardiovaskuläre Risiken identifiziert werden konnte. Erhöhte CRP-Level als Indikator eines systemischen inflammatorischen Geschehens sind assoziiert mit einer verminderten systemischen endothelialen vasodilatatorischen Funktion. In einer prospektiven Studie (US physicians health study) wurde der prediktive Wert der CRP-Konzentration auf seinen Stellenwert als zusätzlicher prediktiver Faktor zu Lipidstoffwechselparametern für das Auftreten eines Myokardinfarktes untersucht. In diese Untersuchung wurden 14 916 gesunde Männer eingeschlossen. Beim Einschluss waren diese Männer frei von kardiovaskulären Erkrankungen, Krebs oder anderen chronischen Erkrankungen. Das Follow up betrug ungefähr 9 Jahre. Das durch Datensätze auswertbare Follow up für die Morbidität betrug über 99%, das entsprechende Follow up für die Mortalität betrug 100%. Aus den analysierten Daten ergab sich zumindestens, dass die CRP-Konzentration zusätzlich zum Lipidprofil einen prediktiven Wert für kardiovaskuläre Erkrankungen besitzt. In der Airforce/Texas-Coronary-Atherosclerosis-Prävention-Study (AFCAPS/TEXCAPS) konnte nachgewiesen werden, dass das hoch sensitive CRP (hs-CRP) eine sehr enge Korrelation zum Risiko einer Koronarerkrankung aufweist. Insbesondere für die Prognose des akuten Koronarsyndroms scheint das C-reaktive Protein einen sehr großen prediktiven Wert zu besitzen. Unsere Arbeitsgruppe konnte zum ersten Mal den Nachweis führen, dass erhöhte hs-CRP-Konzentrationen assoziiert sind mit einer Störung der endothelialen vaskulären Reaktivität bei Patienten mit koronarer Herzkrankheit. Die Identifizierung von erhöhten hs-CRP-Konzentrationen könnte daher ein vielversprechender wichtiger Marker für die Bewertung der arteriosklerotischen Progression darstellen (Abb. 11–15).

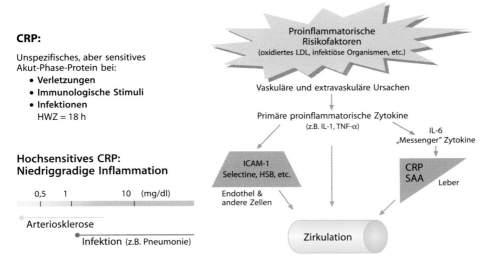

CRP:

Unspezifisches, aber sensitives
Akut-Phase-Protein bei:
- **Verletzungen**
- **Immunologische Stimuli**
- **Infektionen**
  HWZ = 18 h

**Hochsensitives CRP:
Niedriggradige Inflammation**

Abb. 11. Arteriosklerose als inflammatorische Erkrankung. Nach [27]

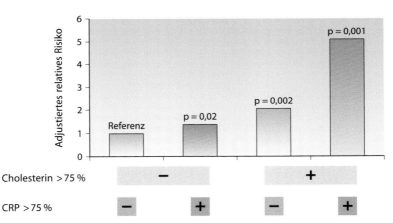

Abb. 12. CRP, ein unabhängiger Prediktor für Myokardinfarkt. Nach [40]

1.4 Klinische und therapeutische Implikationen

Nach wie vor ist die koronare Herzkrankheit eine der häufigsten Todesursachen in den industrialisierten Ländern. Stabile Angina pectoris-Symptomatik wird verursacht durch stabile atherosklerotische Plaques. Instabile vulnerable Plaques führen zu einem akuten Koronarsyndrom. Der zu Grunde liegende Mechanismus ist die Ruptur des thrombotischen Plaques. Auf die Ruptur folgen Adhäsion und Aggregation von Thrombozyten. Das Gerinnungssystem wird aktiviert. Im weiteren Verlauf kann der Plaque abheilen und die ruptu-

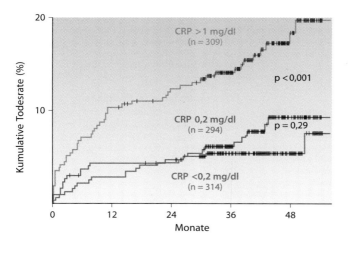

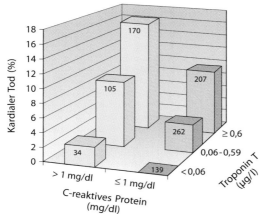

Abb. 13. C-reaktives Protein und kardiovaskuläres Risiko. Nach [28]

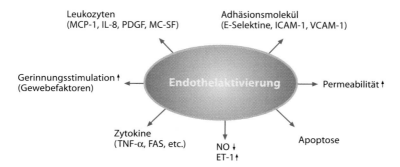

Abb. 14. Schematische Darstellung der Folgen einer endothelialen Aktivierung

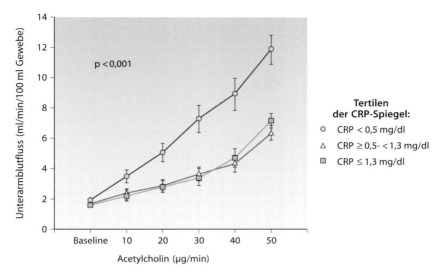

Abb. 15. Assoziation zwischen inflammatorischen Markern und endothelialer Blutflussregulation. Nach [15]

rierte Stelle reendothelialisiert werden oder das Gefäß akut verschlossen werden.

Ursachen und Auslöser einer Plaqueruptur sind ungeklärt. Erstaunlicherweise sind diese vulnerablen Plaques häufig hämodynamisch nicht sehr relevant. Sie zeigen Lipid- und Makrophageneinlagerungen. In der Koronarangiographie imponieren sie nicht als sehr hochgradig. Durch die Plaqueruptur werden Mediatoren wie Endothelin, Thrombin, Serotonin ausgeschüttet. Normalerweise, unter physiologischen Bedingungen, haben Thrombin und Serotonin vasodilatatorische Eigenschaften. Ist das Endothel jedoch durch mechanische, entzündliche oder funktionelle Mechanismen gestört, dann wirken diese Mediatoren überwiegend an den glatten Muskelzellen und führen zu einer Vasokonstriktion. Einfluss auf die Ruptur haben vor allem sympathikusaktivierte Katecholamine. All die genannten Mechanismen können über eine Dysfunktion des Endothels erklärt werden (Abb. 16). Nach einem ischämischen Ereignis nimmt die periphere Vasodilatation der Brachialarterie ab. Eine solche Änderung der peripheren Durchblutung kann bereits bei gesunden Personen beobachtet werden. Bei Gesunden kommt es in Abhängigkeit vom Vorliegen eines Risikofaktors zu einer dramatischen Abnahme der peripheren arteriellen Vasodilatation als Ausdruck einer systemischen endothelialen Dysfunktion. Die periphere vasodilatative Reagibilität als Ausdruck einer endothelialen Dysfunktion ist in der Situation der instabilen Angina pectoris fast vollständig aufgehoben. Sie erreicht 4 Wochen nach dem Ereignis Werte der Population von Gesunden mit Risikofaktoren. Es besteht eine gute Ähnlichkeit zwischen den Mechanismen der endothelialen Dysfunktion und dem vaskulären Milieu innerhalb des arterioskleroti-

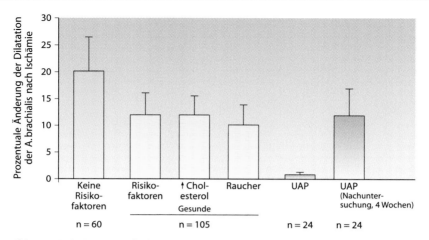

Abb. 16. Endotheliale Dysfunktion bei instabiler Angina pectoris. Nach [14]

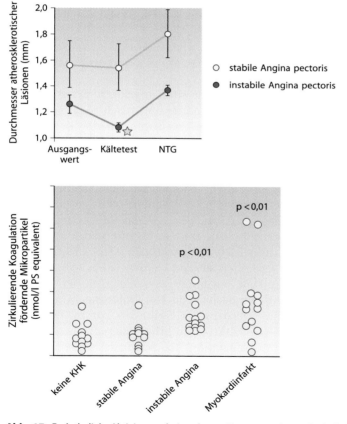

Abb. 17. Endotheliale Aktivierung beim akuten Koronarsyndrom. Nach [33] (oberer Teil), nach [31b] (unterer Teil)

schen Plaques, insbesondere hinsichtlich des oxidativen Stresses. Der oxidative Stress führt wie obig beschrieben, zu einem entzündlichen Prozess innerhalb des Plaques, welcher die fibröse Kapsel destabilisiert. Auch die paradoxe Vasokonstriktion, die mit der endothelialen Dysfunktion assoziiert, ist möglicherweise ein Trigger für die Plaqueruptur (Abb. 17). So ist das Phänomen der paradoxen Vasokonstriktion bei Patienten mit instabiler Angina pectoris im Vergleich zu Patienten mit stabiler Angina pectoris deutlich verstärkt. Das intakte Endothel hat eine hochpotente antithrombotische Oberfläche, welches die Bildung von Thromben verhindert. Der Verlust der endothelabhängigen antithrombotischen Eigenschaften zusammen mit einer gesteigerten Gerinnbarkeit des Blutes stellt daher eine Vorbedingung für die Thrombusbildung in Folge der Plaqueruptur dar. TREND (trial on reversing endothelial dysfunction) konnte zeigen, dass die ACE-Inhibitoren ihre günstigen Effekte in der Therapie der Hypertonie, der Herzinsuffizienz und des akuten Myokardinfarktes der Verbesserung einer endothelialen Dysfunktion verdanken (Abb. 18). TREND untersuchte den Effekt einer ACE-Inhibition auf die endotheliale Dysfunktion. In die Untersuchung eingeschlossen wurden normotensive Patienten mit koronarer Herzkrankheit. Diese Patienten sollten weder eine Herzinsuffizienz noch eine Kardiomyopathie oder größere Lipidprofilabnormalitäten aufweisen, um confounder auf den Parameter der endothelialen Dysfunktion zu minimieren. Die Studie war als doppelblinde randomisierte placebokontrollierte Untersuchung angelegt. Primäre Zielvariable war die Nettoveränderung in der Acetylcholin-provozierten Vasokonstriktion der ausgewählten Gefäßabschnitte. Die ausgewählten Gefäßabschnitte mussten entweder eine paradoxe Konstriktion auf Acetylcholin zeigen oder auf die Acetylcholingabe nicht reagieren. Sicherlich sind die Ergebnisse dieser 6-monatigen Studie möglicherweise verursacht durch die Effekte der ACE-Inhibition auf das Angiotensin II und das Bradykinin. Angiotensin II führt nämlich zu einer verstärkten Bildung von Superoxidanio-

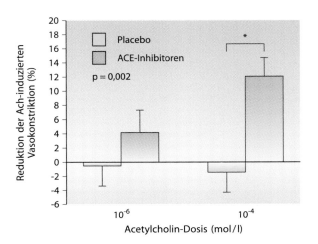

Abb. 18. Verbesserung der endothelialen vasodilatorischen Funktion durch ACE-Inhibition. Nach [32]

nen über die Stimulation der NADH/NADPH-Oxidase in den glatten Muskelzellen. Bradykinin induziert eine gesteigerte NO-Ausschüttung durch die endothelialen Zellen. ACE-Inhibitoren verhindern einen Abbau des Bradykinin
durch ACE. Die ACE-Inhibition verbessert also das NO-Superoxidanion-
gleichgewicht. Auch die Wirkung der Statine auf Verbesserung der kardiovaskulären Morbidität und Mortalität bei Patienten mit Atherosklerose kann
auf eine verbesserte endotheliale Funktion zurückgeführt werden. Nach
4-wöchiger Behandlung war nicht nur die Vasodilatation im Acetylcholin-
Test signifikant verbessert, sondern auch die L-NMMA-induzierte Vasokonstriktion. Hieraus kann geschlossen werden, dass eine lipidsenkende Thera-

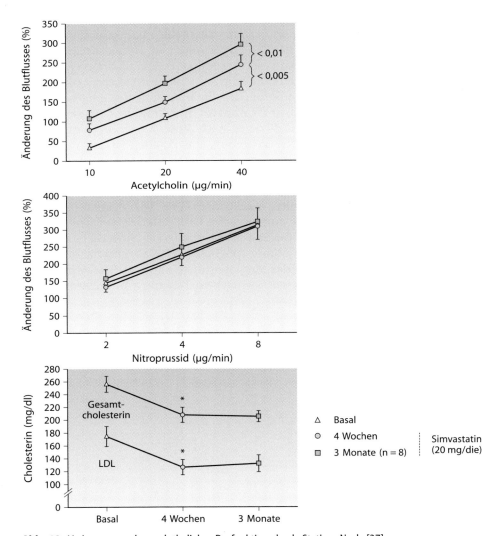

Abb. 19. Verbesserung der endothelialen Dysfunktion durch Statine. Nach [37]

pie sowohl die stimulierbare als auch die basale vasodilatatorische Funktion des Endothels verbessert. Interessanterweise bestand kein Zusammenhang zwischen der Abnahme der Lipoproteinkonzentration und der Verbesserung der endothelialen Funktion. (Abb. 19). Daher erfährt möglicherweise die Substitutionstherapie mit NO-Donoren eine Renaissance. Nitrovasodilatatoren greifen in das Gleichgewicht zwischen NO-Bioverfügbarkeit und Superoxidanionradikal direkt und substitutiv ein. Allerdings ist die klinische Anwendung durch das Problem einer Wirkungsabschwächung unter Dauertherapie limitiert. In tierexperimentellen Untersuchungen konnte gezeigt werden, dass der Nitrovasodilatator Pentaerithrityltetranitrat (PETN*) im Gegensatz zu anderen Nitrovasodilatatoren wie Glycerol-Trinitrat (GTN) nicht zu einer vermehrten Produktion von Superoxidanionen führt. Unter experimentell erzeugter Hyperlipoproteinämie (oxidativer Stress) konnte durch die gleichzeitige Gabe von PETN nicht nur die morphologische Veränderung an den Gefäßen (atherosklerotische Plaques) zum Stillstand gebracht werden, sondern auch die Acetylcholin-induzierte Vasorelaxation deutlich verbessert werden. Ebenfalls in Tierexperimenten konnte gezeigt werden, dass auch unter Dauerbehandlung der vasodilatatorische Effekt auf die Koronararterien unter kontinuierlicher Gabe von PETN anhält und ähnliche Ergebnisse mit GTN nur beobachtet werden konnten, wenn gleichzeitig das Antioxidans Vitamin C gegeben wurde. Kürzlich publizierte humanpharmakologische Untersuchungen haben gezeigt, dass auch bei Menschen PETN im Gegensatz GTN nicht zu einer vermehrten Produktion von toxischen Sauerstoffradikalen führt und auch nicht das Phänomen einer hämodynamischen Toleranz auslöst. Dieser interessante pharmakologische und klinisch-pharmakologische Aspekt bedarf jedoch einer genaueren prospektiven Untersuchung, um den Einfluss auf kardiale Events zu bestätigen.

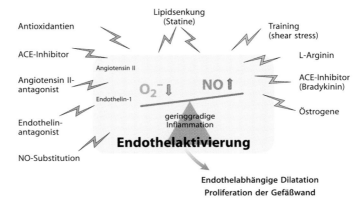

Abb. 20. Das Redoxgleichgewicht als therapeutische Strategie zur Verbesserung der endothelialen Dysfunktion

---

* Handelsname Pentalong®

Therapeutische Behandlungen kardiovaskulärer Erkrankungen sollten daher auch daran gemessen werden, ob sie in der Lage sind, das Redoxgleichgewicht zwischen Superoxidradikalen einerseits und NO andererseits zu beeinflussen (Abb. 20).

1.5 Endothel Angiogenese

Präklinische Studien (Abb. 21) haben nachgewiesen, dass die Implantation von mononukleären Knochenmarkzellen, inkl. endothelialer Progenitorzellen in ischämische Bezirke, die Ausbildung von Kollateralgefäßen steigert. Einer breiten klinischen Anwendung standen eine Reihe von Bedenken, wie insbesondere die Verstärkung einer pathologischen Angiogenese bei Tumoren und unerwünschte Effekte auf Niere andere Organe entgegen.

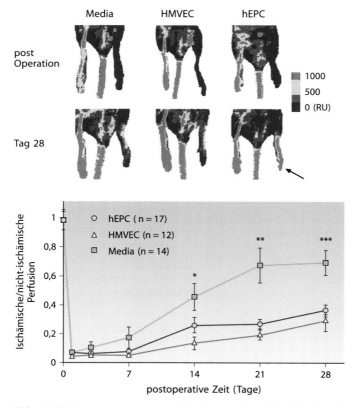

Abb. 21. Verbesserung der Revaskularisation durch endotheliale Progenitorzellen. Nach [22]

Endotheliale Progenitorzellen der CD34$^+$-Stammzellfraktion aus peripherem menschlichen Blut spielen eine Rolle in der postnatalen Angiogenese. Der Mechanismus für diese Zell-vermittelte Angiogenese ist nach wie vor unklar. Es konnte jedoch gezeigt werden, dass mononukleäre Zellen von normalem menschlichen peripheren- oder Nabelschnur-blut zu einer Vermehrung der kapillären Gefäße in ischämischen Bezirken führt. In Tierexperimenten konnte gezeigt werden, dass Implantationen mononukleärer Knochenmarkzellen in ischämische Bezirke oder das Myokard die Ausbildung von Kollateralgefäßen fördert. Auf der Basis dieser positiven Tierexperimente wurden die Befunde bei Patienten mit peripherer arterieller Verschlusskrankheit überprüft. Es konnte nachgewiesen werden, dass die Implantation zu einer effektiven Verbesserung des Blutflusses in allen untersuchten Extremitäten kam. So nahm der ABI-Index (Verhältnis zwischen Fuß- und Brachialdruck) ebenso wie der lokale Sauerstoffdruck und insbesondere die schmerzfreie Gehstrecke zu. Die Bildung von neuen Kollateralgefäßen konnte angiographisch bewiesen werden.

Auch beim Menschen konnte die Therapie mit CD34$^+$-Zellen die kardiale Funktion eines ischämischen Myokards verbessern. Im Vergleich zur Kontrolle nahm die linksventrikuläre Ejektionsfraktion um nahezu 40% bereits

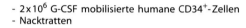

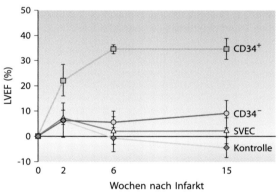

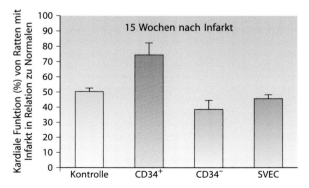

Abb. 22. CD34$^+$-Zellen verbessern die kardiale Funktion eines ischämischen Myokards. Nach [24]

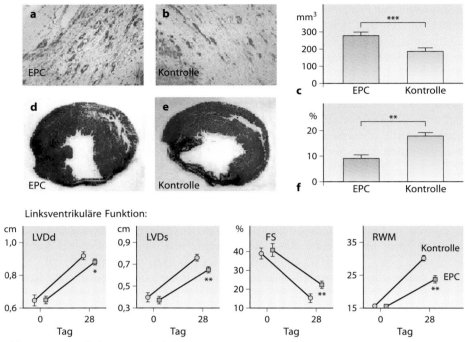

Abb. 23. Ex vivo kultivierte endotheliale Progenitorzellen schützen die linksventrikulären Funktionen nach einem Myokardinfarkt. Nach [23]

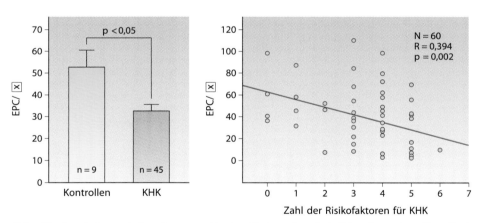

Abb. 24. Assoziation zwischen koronarer Herzkrankheit und endothelialen Progenitorzellen. Nach [46, 47]

6 Wochen nach Infarkt zu und war auch 15 Wochen nach Infarkt immer noch nachweisbar (Abb. 22, 23).

Aus den vorgenannten Befunden erwuchs die Fragestellung, ob die Regulation endothelialer Progenitorzellen bei Patienten mit koronarer Herzkrank-

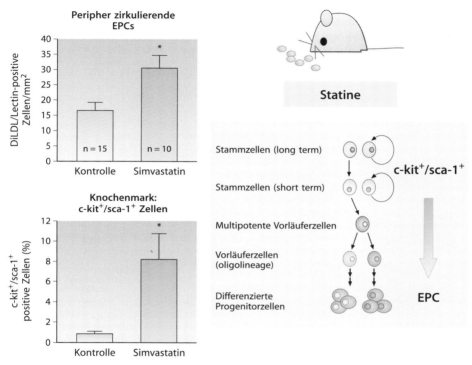

Abb. 25. Einfluss von Statinen auf periphere und knochenmarkständige Progenitorzellen. Nach [12 a, 12 b]

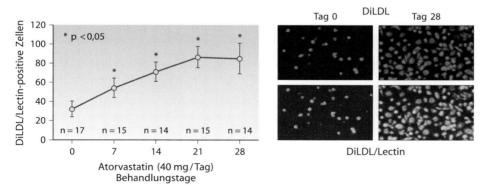

Abb. 26. Einfluss einer Atorvastatin-Therapie auf zirkulierende endotheliale Progenitorzellen bei Patienten mit koronarer Herzkrankheit. Nach [48, 49]

heit verändert ist. Mit der Zahl der Risikofaktoren für eine koronare Herz-krankheit ist die Reduktion von endothelialen Progenitorzellen assoziiert (Abb. 24). Für die Statine konnte gezeigt werden, dass sie die Zahl der peripheren endothelialen Progenitorzellen als auch der im Knochenmark angesiedelten Progenitorzellen steigern konnte (Abb. 25, 26).

In einer an unserer Klinik durchgeführten Studie (Transplantation of progenitor cells and regeneration enhancement in acute myocardial infarction TOPCARE-AMI) konnte gezeigt werden, dass sowohl durch die Transplanta-

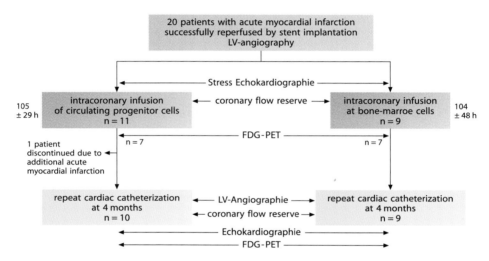

Abb. 27. Schematische Darstellung des Studienprotokolles der TOP-CARE-AMI-Studie. Nach [4 b]

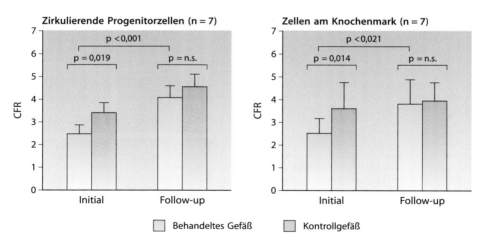

Abb. 28. Vergleich des koronaren Blutflusses nach Behandlung mit zirkulierenden bzw. knochen-markentstammenden Progenitorzellen. Nach [4 b]

tion entsprechend aufbereiteter peripherer Progenitorzellen als auch Progenitorzellen aus Knochenmarkaufbereitungen die koronare Flussreserve deutlich gesteigert werden konnte (Abb. 27, 28).

Neuere Daten weisen darauf hin, dass an dem Prozess der Stimulation von Kollateralenbildung durch endotheliale Progenitorzellen das NO über Mechanismen beteiligt ist, die die NO-Synthase-Aktivität beeinflussen. Hieraus werden sich für die Zukunft vollständig neue therapeutische Optionen ergeben.

▪ **Danksagung.** An der Zusammenstellung und experimentellen Erhebung der vorgestellten Daten waren beteiligt: B. Assmus/R. Lehman, S. Breuer, M. Britten, M. Chavakis, S. Dimmeler, S. Fichtlscherer, J. Haendeler, S. Richter, V. Schächinger, C. Teupe, C. Urbich, A. Aicher, M. Vasa.

1.6 Literatur

1. Alexander RW (1998) Atherosclerosis as disease of redox-sensitive genes. Trans Am Clin Climatol Assoc 109:129–145
2. Anderson TJ (1999) Assessment and treatment of endothelial dysfunction in humans. J Am Coll Cardiol 34:631–637
3. Anderson TJ, Uehata A, Gerhad MD et al (1995) Close relation of endothelial function in the human coronary and peripheral circulations. J Am Coll Cardiol 26:1235–1241
4 a. Andrews TC, Raby K, Barry J, Naimi BA, Allfred E, Ganz P, Selwyn AP (1997) Effect of cholesterol reduction on myocardial ischemia in patients with coronary disease. Circulation 95:324–328
4 b. Assmus B. Schächinger V, Teupe C, Britten M, Lehmann R, Dobert N, Grunwald F, Aicher A, Urbich C, Martin H, Hoelzer D, Dimmeler S, Zeiher AM (2002) Transplantation of Progenitor Cells and Regeneration Enhancement in Acute Myocardial Infarction (TOPCARE-AMI). Circulation 105:3009–3017
5. Barnes PJ, Karin M (1997) Nuclear factor-KB – a pivotal transcription factor in chronic inflammatory diseases. N Engl J Med 336:1066–1071
6. Bassenge E, Busse R (1988) Endothelial modulation of coronary tone. Prog Cardiovasc Dis 30:349–380
7. Berliner JA, Navab M, Fogelman AM, Frank JS, Demer LL, Edwars PA, Watson AD, Lusis AJ (1995) Atherosclerosis: basic mechanisms, oxidation, inflammation, and genetics. Circulation 91:2488–2496
8. Britten MB, Klingenheben T, Walter DH, Elsner M, Zeiher AM, Schächinger V (1999) Mechanismus der Endotheldysfunktions-induzierten Myokardischämie. Kardiol 88:238
9. Britten MB, Zeiher AM, Schächinger V (1999) Clinical importance of coronary endothelial vasodilator dysfunction and therapeutic options. J Intern Med 245: 315–328
10. Busse R, Fleming I (1996) Endothelial dysfunction in atherosclerosis. J Vasc Res 33:181–194
11. Clarkson P, Celermajer DS, Powe AJ, Donald AE, Henry RM, Deanfield JE (1997) Endothelium-dependent dilation is impaired in young healthy subjects with a family history of premature coronary disease. Circulation 96:3378–3383

12a. Dimmeler S, Aicher A, Vasa M, Mildner-Rihm C, Adler K, Tiemann M, Rütten H, Fichtlscherer S, Martin H, Zeiher AM (2001) HMG-CoA reductase inhibitors (statins) increase endothelial progenitor cells via PI 3-kinase/Akt pathway. J Clin Invest 108(3):391–397

12b. Dimmeler S, Fleming I, Fisslthaler B, Hermann C, Busse R, Zeiher AM (1999) Activation of nitric oxide synthase in endothelial cells by Akt-dependent phosphorylation. Nature 299:601–605

13. Dimmeler S, Zeiher AM (1997) Nitric oxide and apoptosis: another paradigm for the double-edged role of nitric oxide. Nitric Oxide, pp 275–281

14. Esper RJ, Vilarino J, Cacharrón JL, Machado R, Ingino CA, Garcia Guinazu CA, Bereznik E, Bolano AL, Suarez DH, Kura M (1999) Impaired endothelial function in patients with rapidly stabilized unstable angina: assessment by noninvasive brachial artery ultrasonography. Clin Cardiol 22(11):699–703

15. Fichtlscherer S, Rosenberger G, Walter DH, Breuer S, Dimmeler S, Zeiher AM (2000) Elevated C-reactive protein levels and impaired endothelial vasoreactivity in patients with coronary artery disease. Circulation 102:1000–1006

16. Flavahan NA (1993) Lysophosphatidylcholine modifies G protein-depentent signaling in porcine endothelial cells. Am J Physiol 264:H722–H727

17. Fleming I, Busse R (1999) NO: the primary EDRF. J Mol Cell Cardiol 31:5–14

18. Fuster V, Badimon L, Badimon JJ, Chesebro JH (1992) The pathogenesis of coronary artery disease and the acute coronary syndrome (2). N Engl J Med 326:310–318

19. Glagov S, Weisenberg E, Zarins CK, Stancunavisius T, Kolettis GJ (1987) Compensatory enlargement of human atherosclerotic coronary arteries. N Engl J Med 316:1371–1375

20. Harrison DG (1997) Cellular and molecular mechanisms of endothelial cell dysfunction. J Clin Inves 100:2153–2157

21. Impaired endothelial function with rapidly stabilized unstable angina: assessment by noninvasinve brachial artery ultrasonography. Clin Cardiol 22(11):699–703

22. Kalka C, Masuda H, Takahaski T et al (2000) Transplantation of ex vivo expanded endothelial progenitor cells for therapeutic neovascularization. Proc Natl Acad Sci USA 97:3422–3427

23. Kawamoto A, Gwon HC, Iwaguro H, Yamaguchi JI, Uchida S, Masuda H, Silver M, Ma H, Kearney M, Isner JM, Asahara T (2001) Therapeutic potential of exvivo expanded endothelial progenitor cells for myocardial ischemia. Circulation 103(5):634–637

24. Kocher AA, Schuster MD, Szaboles MJ, Takuma S, Burghoff D, Wang J, Homma S, Edwards NM, Itescu S (2001) Neovascularization of ischemic myocardium by human bone-marrow-derived angioblasts prevents cardiomyocyte apoptosis, reduces remodeling and improves cardiac function. Nature medicine 7(4):430–436

25. Langille BL, O'Donnell F (1986) Reduction of arterial diameter produced by chronic decrease in blood flow are endothelium-dependent. Science 231:405–407

26. Levine GN, Keaney JF Jr, Vita JA (1995) Cholesterol reduction in cardiovascular disease. Clinical benefits and possible mechanisms. N Engl J Med 332:512–521

27. Libby P, Riker PM (1999) Novel Inflammatory Markers of Coronary Risk. Circulation 100:1148–1150

28. Lindahl B, Toss H, Siegbahn A, Venge P, Wallentin L (2000) Markers of myocardial damage and inflammation in relation to long-term mortality in unstable coronary artery disease. FRISC Study Group. Fragmin during Instability in Coronary Artery Disease. N Engl J Med 343:1139–1147

29. Ludmer PL, Selwyn AP, Shook TL, Wayne RR, Mudge GH, Alexander RW, Ganz P (1986) Paradoxical vasoconstriction induced by acetylcholine in atherosclerotic coronary arteries. N Engl J Med 315:1046–1051
30. Lüscher TF, Richard V, Yang Z (1990) Interaction between endothelium-derived nitric oxide and SIN-1 in human and porcine blood vessels. J Cardiovasc Pharmacol 14:76–80
31. MacAlpin R (1980) Contribution of dynamic vascular wall thickening to luminal narrowing during coronar arterial constriction. Circulation 60:296–301
32. Mancini GBJ, Henry GC, Macaya C, O'Neill BJ, Pucillo AL, Carere RG, Wargovich TJ, Mudra H, Lüscher TF, Klibaner MI, Haber HE, Uprichard AC, Pepine CJ, Pitt B (1996) Angiotensin-converting enzyme inhibition with quinapril improves endothelial vasomotor dysfunction in patients with coronary artery disease. Circulation 94:258–265
33. Maseri A, Chierchia S, Kaski J (1985) Mixed angina pectoris. Am J Cardiol 56:31E–32E
34. Moncada S, Hill JA (1993) The L-arginine-nitric oxide pathway. N Engl J Med 329:2002–2012
35. Moroi M, Zhang L, Vysuda T, Virmani R, Gold HK, Fishman MC, Huang PL (1998) Interaction of genetic deficiency of endothelial nitric oxide, gender, and pregnancy in vascular response to injury in mice. J Clin Invest 101:1225–1232
36. Nishimura RA, Lerman A, Chesebro JH, Ilstrup DM, Hodge DO, Higano ST, Homes DR Jr, Rajik AJ (1995) Epicardial vasomotor responses to acetylcholine are not predicted by coronary atherosclerosis as assessed by intracoronary ultrasound. J Am Coll Cardiol 26:41–49
37. O'Driscoll G, Grenn D, Taylor RR (1997) Simvastatin, an HMG-Coenzyme A reductase inhibitor, improves endothelial function within 1 month. Circulation 95:1126–1131
38. Ohara Y, Peterson TE, Harrison DG (1993) Hypercholesterolemia increases endothelial superoxide anion production. J Clin Invest 91:2546–2551
39. Radomski MW, Moncada S (1993) Regulation of vascular homeostasis by nitric oxide. Thromb Haemost 70:36–41
40. Ridker PM, Glynn RJ, Henneken CH (1998) C-Reactive Protein Adds to the Predictive Value of Total and HDL Cholesterol in Determining Risk of First Myocardial Infarction. Circulation 97:2007–2011
41. Rudic RD, Shesely EG, Nobuyo M, Smithies O, Segal SS, Sessa WC (1998) Direct evidence for the importance of endothelium-derived nitric oxide in vascular remodelling. J Clin Invest 101:731–736
42. Schächinger V, Britten M, Elsner M, Walter DH, Scharrer I, Zeiher AM (1999) A positive family history of premature coronary artery disease is associated with impaired endothelium-dependent coronary blood flow regulation. Circulation 100:1502–1508
43. Schächinger V, Britten MB, Zeiher AM (2000) Prognostic impact of coronary vasodilator dysfunction on adverse long term outcome of coronary heart disease. Circulation 101:1899–1906
44. Schächinger V, Hall M, Minners J, Berg A, Zeiher AM (1997) Lipoprotein(a) selectively impairs receptor-mediated endothelial vasodilator function of the human coronary circulation. J Am Coll Cardiol 30:927–934
45. Schächinger V, Zeiher AM (1995) Quantitative assessment of coronary vasoreactivity in humans in vivo: importance of baseline vasomotor tone in atherosclerosis. Circulation 92(8):2087–2094

46. Stone PH, Krantz DS, McMahon RP, Goldberg AD, Becker LC, Chaitman BR, Taylor HA, Cohen JD, Freeland KE, Bertolet BD, Coughlan C, Pepine CJ, Kaufmann PG, Sheps DS, for the PIMI study group (1999) Relationship among mental stress-induced ischemia and ischemia during daily life and during exercise: the psychophysiologic investigation of myocardial ischemia (PIMI) study. J Am Coll Cardiol 33:1476–1484

47. Tateishi-Yuyama E, Matsubara H, Murohara T, Ikbeck U, Shintani S, Masaki H, Amano K, Kishimoto Y, Yoshimoto K, Akaski H, Iwasaka T, Imaizumi T (2000) For the Therapeutic Angiogenesis Using Cell Transplantation (TACT). Study Investigators. Therapeutic angiogenesis for patients with limited ischaemia by autologous transplantation of bone-marrow cells: a pilot study and a randomised controlled trial. Lancet 360:427–435

48. Vasa M, Fichtlscherer S, Adler K, Aicher A, Zeiher AM, Dimmeler S (2001) Increase in circulating endothelial progenitor cells by statin therapy in patients with stable coronary artery disease. Circulation 103(24):2885–2890

49. Vasa M, Fichtlscherer S, Aicher A, Adler K, Urbich C, Martin H, Zeiher AM, Dimmeler S (2001) Number and migratory activity of circulating endothelial progenitor cells inversely correlate with risk factors for coronary artery disease. Circulation Research 89(1):E1–7

50. Vane JR, Annggard EE, Botting RM (1990) Regulatory functions of the vascular endothelium. N Engl J Med 323:27–36

51. Vita JA, Treasure CB, Nabel EG, McLenachan JM, Fish RD, Yeung AC, Vekshtein VI, Selwyn AP, Ganz P (1990) Coronary vasomotor response to acetylcholine relates to risk factors for coronary artery disease. Circulation 81:491–497

52. Wever RM, Lüscher TF, Cosentino F, Rabelink T (1998) Atherosclerosis and the two faces of endothelial nitric oxide synthase. Circulation 97:108–112

53. Wilcox JN, Subramanian RR, Sundell CL, Traceya WR, Pollock JS, Harrison DG (1997) Expression of multiple isoforms of nitric oxide synthase in normal and atherosclerotic vessels. Arterioscler Thromb Vasc Biol 17:2479–2488

54. Yeung AC, Vekshtein VI, Krantz DS, Vita JA, Ryan TJ, Ganz P, Selwyn AP (1991) The effect of atherosclerosis on the vasomotor response of coronary arteries to mental stress. N Engl J Med 325:1551–1556

55. Yusuf S, Sleight P, Pogue J, Bosch J, Davies R, Dagenais G (2000) Effects of an angiotensin-converting-enzyme inhibitor, ramipril, on cardiovascular events in high-risk patients. The Heart Outcomes Prevention Evaluation Study Investigators. N Engl J Med 342:145–153

56. Zeiher AM (1996) Endothelial vasodilator dysfunction: pathogenetic link to myocardial ischemia or epiphenomenon. Lancet 348:s10–s12

57. Zeiher AM, Drexler H, Wollschläger H, Just H (1991) Modulation of coronary vasomotor tone in humans. Progressive endothelial dysfunction with different early stages of coronary atherosclerosis. Circulation 83:391–401

58. Zeiher AM, Krause T, Schächinger V, Minners J, Moser E (1995) Impaired endothelium-dependent vasodilation of coronary resistance vessels is associated with exercise-induced myocardial ischemia. Circulation 91:2345–2352

59. Zeiher AM, Schächinger V, Minners J (1995) Long-term cigarette smoking impairs endothelium-dependent coronary arterial vasodilator function. Circulation 92:1094–1100

2 Analytische Verfahren zur Untersuchung des hydrolytischen Abbaus und des Metabolismus von Pentaerithrityltetranitrat (PETN)* im bebrüteten Hühnerei

H. Kiefer, M. Neugebauer, J. Lehmann

2.1 Einleitung

Bei Pentaerithrityltetranitrat handelt es sich um einen organischen Nitratester mit vasodilatativer Wirkung. Obwohl diese Substanz bereits seit den vier-
ziger Jahren therapeutisch eingesetzt wird, wurden erste pharmakokinetische
Untersuchungen erst in den sechziger Jahren durchgeführt. Ein Grund dafür
liegt darin, dass sich trotz der scheinbar einfachen Struktur nur wenige der
üblichen analytischen Verfahren zur Extraktion, Trennung und quantitativen
Bestimmung von PETN und seiner Metabolite in biologischen Flüssigkeiten
eignen.

Erste pharmakokinetische Untersuchungen an Ratten, Hunden und am
Menschen wurden mit ^{14}C-markierter Substanz durchgeführt. Bis Mitte der
achtziger Jahre wurde die Trennung und Quantifizierung der Ausgangssubstanz und seiner Metabolite mittels Radio-Dünnschichtchromatographie bzw.
Flüssigszintillationsmessung durchgeführt [3–6].

1983 entwickelten Yu und Goff [19, 20] ein Verfahren zur Quantifizierung
von PETN und seiner Metabolite mittels HPLC. Die Detektion erfolgte mit
einem nitrosylspezifischen Chemolumineszenzdetektor (TEA). 1996 untersuchten Binks et al. [1] den mikrobiellen Abbau von PETN. Sie quantifizier-
ten die mit den Metaboliten identischen Abbauprodukte nach HPLC-Tren-
nung mittels UV-Detektor. Die Detektion erfolgte bei der recht störanfälligen
Wellenlänge von 205 nm.

Im Jahre 1977 beschrieb Neurath [13] ein gaschromatographisches Analysenverfahren. Die Detektion erfolgte mittels Elektroneneinfangdetektor
(ECD). Hammes et al. [7] und Weber et al. [17] machten sich die Vorteile
der Massenspektrometrie zu Nutze und verwendeten die Kopplung aus Gas-
chromatograph und Massenspektrometer mit negativ chemischer Ionisierung
(NCI). Diese Verfahren wurden von Stalleicken und Kötting weiter optimiert
[15, 16].

Als Hauptmetabolite wurden in den meisten Fällen Pentaerithrityldinitrat
(PE2N), Pentaerithritylmononitrat (PE1N) und häufig auch Pentaerithritol

---

* Handelsname: Pentalong®

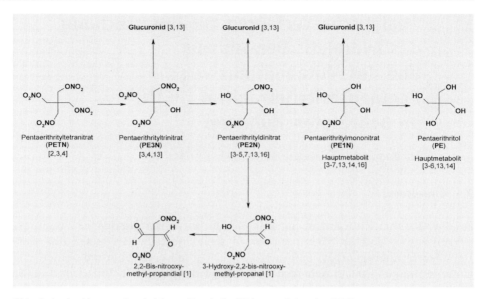

Abb. 1. In der Literatur beschriebene Metabolite/Abbauprodukte des PETN

(PE) beschrieben [3–5, 7, 13, 16] (Abb. 1). Weiterhin wurde eine Reihe von Untersuchungen publiziert in denen Pentaerithrityltrinitrat (PE3N) nachgewiesen wurde [3, 4, 13]. Die Metabolite traten in freier Form, teilweise auch konjugiert als Glucuronide auf [3, 13]. Andere Autoren beobachteten die beschriebenen Substanzen auch als nicht enzymatisch, sondern hydrolytisch gebildete Abbauprodukte von PETN. Sie stellten Instabilitäten sowohl der Ausgangssubstanz als auch der Metabolite in biologischen Matrizes fest [1, 10, 18]. Bei Untersuchungen der Einwirkung von Enterobacter cloacae auf PETN wurden als weitere Abbauprodukte der Mono- und der Dialdehyd des Pentaerithrityldinitrates gefunden [1].

Nach Applikation von PETN wurde unveränderte Ausgangssubstanz nur selten beschrieben. Crew, Melgar und Di Carlo [3] fanden PETN im Rattenplasma bis maximal 17 Stunden nach oraler Gabe. Zu einem späteren Zeitpunkt war jedoch PETN nicht mehr nachweisbar. Davidson, Miller und Di Carlo [4] identifizierten nicht-resorbiertes PETN in menschlicher Fäzes, konnten es aber weder im Plasma noch im Urin nachweisen. Lediglich Carter und Goldman [2] wiesen 1975 geringe Mengen an PETN im Urin nach Extraktion mit Ethylacetat nach. Alle positiven Befunde auf unverändertes PETN wurden mit radioaktiv markierter Ausgangssubstanz erhalten (Abb. 1).

Die Zielsetzung unserer Arbeiten war, ergänzende und vergleichende *Ex-vivo*-Untersuchungen zum Metabolismus und zur Stabilität von PETN durchzuführen und mit den bisher bekannten Daten zu vergleichen. Die Untersuchungen sollten an Bruteiern durchgeführt werden, die sich seit längerer

Zeit als Ergänzungsmodell zur Untersuchung der Biotransformation von Arzneistoffen bewährt haben [8, 9, 11, 12].

Mit Hilfe dieses einfachen und preiswerten *Ex-vivo*-Modells, das zwischen *In-vivo-* und *In-vitro*-Untersuchungen anzusiedeln ist, können schon im frühen Brutstadium die üblichen Phase-I- und Phase-II-Biotransformationsreaktionen beobachtet werden. Der Vorteil gegenüber etablierten Ersatzmethoden wie Untersuchungen an Hepatozyten oder Mikrosomenfraktionen liegt darin, dass in gewissem Umfang auch pharmakokinetische Parameter wie Resorptions-, Verteilungs- und Exkretionsvorgänge simuliert werden können.

In der Vergangenheit konnten nicht nur in unserem Arbeitskreis nach Applikation unterschiedlicher Arzneistoffe die üblichen Phase-I-Reaktionen wie Hydroxylierungen, Epoxidierungen, Desalkylierungen oder Desaminierungen beobachtet werden [8, 9, 11, 12]. Als Konjugationsreaktionen der Phase II wurden Glucuronidierungen, Sulfatierungen und Acetylierungen beobachtet. Die Umsetzungsraten betrugen bis zu 40% der applizierten Dosen.

In der Tatsache, dass es sich bei dem Hühnerei um ein geschlossenes System handelt wurde eine Chance gesehen, dass neben den Metaboliten auch nicht-metabolisiertes PETN in der Allantoisflüssigkeit kumulieren könnte und somit analytisch erfassbare Mengen gefunden werden könnten.

2.2 Methoden

■ Substanzen

PETN, PE3N, PE2N und PE1N wurden von der Firma Alpharma-ISIS (Langenfeld) zur Verfügung gestellt. Pentaerythritol (PE) wurde von Fluka-Chemie (Steinheim) und das Derivatisierungsreagenz *N*-Methyl-*N*-trimethylsilyl-trifluoracetamid (MSTFA) von der Firma Macherey-Nagel (Düren) bezogen. *β*-Glucuronidase (30 U/ml)/Arylsulfatase (60 U/ml) aus Helix pomatia sowie die zur Extraktion verwendeten Extrelut®-Säulen wurden bei der Firma Merck (Darmstadt) bezogen.

Zur Kalibrierung wurden 5,0 mg PE1N, PE2N und PE3N jeweils in 50,0 ml einer Mischung aus Dichlormethan und Isopropanol (85:15) gelöst. 5,0 mg PETN wurden in 50,0 ml Ethylacetat gelöst. Zur Herstellung der Pentaerythritol-Stammlösung wurden 5,0 mg dieser Substanz in 50,0 ml Ethanol gelöst. Aus diesen Stammlösungen wurden Arbeitslösungen mit Konzentrationen zwischen 1 µg/ml und 500 µg/ml hergestellt. Zur Bestimmung der Wiederfindungsraten aus wässrigem Medium wurden je 3,0 mg der Einzelsubstanzen im Ultraschallbad bei 40 °C in 10,0 ml Wasser gelöst. Die pH-Werte wurden mit Phosphatpuffer (pH 7,0; 200 mM) bzw. mit Acetatpuffer (pH 5,5; 2 M) eingestellt.

▪ Technische und analytische Ausstattung

Die Eier wurden mit einer Mikrobohrmaschine MIK 20 mit Hartmetallfräser TCD 0203 (Messner Emtronic, Dettenhausen) angebohrt. Bebrütet wurden die Eier in einem Ehret Kleinmotorbrüter KMB/F2 (Ehret, Emmendingen). Die Vitalität der Eier wurde mit einer Quecksilberdampfschierlampe Typ Blohm (Ehret, Emmendingen) überprüft.

Die Proben wurden mit einem HPG–1800C/GCD-Plus-Massenspektrometer-System mit Autosampler HP 7673 (Hewlett-Packard, Palo Alto, CA, USA) und einem Gerstel-Kaltaufgabesystem KAS-2 mit angeschlossenem Gerstel-Controler 503 (Gerstel GmbH & Co. KG, Mülheim an der Ruhr) analysiert. Bei der verwendeten Säule handelte es sich um eine HP-5MS-Kapillarsäule (Hewlett-Packard, Palo Alto, CA, USA), 30 m×0.25 mm mit 0.25 µm Film. Für den Injektor wurde das von Hammes et al. [7] beschriebene Temperaturprogramm verwendet. Der Injektor wurde im Split-Modus betrieben, Flow 30 ml/min. Für den Säulenofen wurde das von Stalleicken et al. [16] beschriebene Temperaturprogramm modifiziert. Abweichend hiervon wurde die Heizrate zum ersten Plateau auf 40 °C/min erhöht, diejenige zum zweiten auf 3 °C/min gesenkt und schließlich die Säule mit 50 °C/min bis 310 °C (3 min) ausgeheizt. Die Transferline und die Ionenquelle wurden mit 200 °C betrieben. Die Detektion erfolgte mittels Elektronenstoßionisation bei 70 eV im Fullscan-Modus.

▪ Präparation der Eier

Es wurden fertile Eier der Hühnerrasse Shaver Star Cross verwendet. Zur Injektion von PETN in das Hühnerei wurden 200 mg Substanz in 2,0 ml Propylenglykol unter ständigem Rühren suspendiert. Die Applikation des Arzneistoffs erfolgte vor Brutbeginn ins Eiklar. Hierzu wurde seitlich, unterhalb des spitzen Eipols mit einer Mikrobohrmaschine ein Loch in die Schale gebohrt, ohne die Eihaut zu verletzen. Pro Ei wurden jeweils 0,1 ml Suspension, entsprechend einer Dosis von 10 mg PETN injiziert. Anschließend wurden die Eier mit handelsüblicher Spachtelmasse verschlossen. Es wurden jeweils 11 Eier identisch präpariert und zu einer Serie zusammengefasst. Eine weitere Serie ohne Applikation von Wirkstoff diente als Blindprobe. Die Eier wurden in einem Brutschrank bei ca. 38 °C und 63% rel. Luftfeuchte bebrütet. Am 5. und 11. Bruttag wurden die Eier mit einer Quecksilberdampflampe durchleuchtet. Am 11. bzw. 16. Bruttag wurde die Allantoisflüssigkeit entnommen und untersucht. Dazu wurden die Eier 30 Minuten bei –18 °C eingelagert und anschließend am stumpfen Eipol geöffnet. Die freipräparierte Choriallantoismembran wurde mit einer Injektionsspritze durchstochen und die Allantoisflüssigkeit abgesaugt. Die Exkrete einer Serie wurden zu einer Probe vereinigt und bis zur Verwendung bei –18 °C eingefroren.

■ Probenvorbereitung

Als Kalibrierstandards wurden jeweils 300 µl der zuvor beschriebenen Arbeitslösungen in ein GC-Vial überführt. Anschliessend wurde das Lösemittel im Argonstrom entfernt. Der Rückstand wurde in 300 µl MSTFA aufgenommen und 30 Minuten bei 70°C derivatisiert. 1 µl der MSTFA-Lösung wurden im Gaschromatographen analysiert.

Die Extraktion der Substanzen aus den Proben erfolgte mittels Flüssig-Extraktion. Hierzu wurden 10,0 ml der Probe mit 2,0 ml Phosphatpuffer (pH 7,0) versetzt. Die Lösung wurde mit Wasser auf 20,0 ml aufgefüllt. Anschließend wurden die Proben auf Extrelut®-Fertigsäulen gegeben und nach deren Einsickern 3-mal mit je 20,0 ml einer Mischung aus Dichlormethan und Isopropanol (85:15) extrahiert. Die vereinigten organischen Extrakte wurden im Vakuum zur Trockne eingeengt. Der Rückstand wurde 3-mal mit je 1,5 ml der zuvor beschriebenen Extraktionsmischung aufgenommen, in ein GC-Vial überführt und das Lösemittel im Argonstrom abgeblasen. Die Proben wurden wie zuvor beschrieben derivatisiert und analysiert.

Zur enzymatischen Konjugatspaltung wurden 10,0 ml Allantoisflüssigkeit mit 1,0 ml Acetatpuffer pH 5,5 und 0,10 mlb-Glucuronidase/Arylsulfatase versetzt und 24 Stunden bei ca. 42°C inkubiert. Anschliessend wurde auf pH 7,0 eingestellt, auf 20,0 ml aufgefüllt und wie zuvor beschrieben extrahiert und derivatisiert.

2.3 Ergebnisse

Abbidlung 2 zeigt das Gaschromatogramm äquimolarer Mengen von PETN und seiner Abbauprodukte bzw. Metabolite. Die Kalibrierung mittels Referenzsubstanzen ergab für PE einen linearen Verlauf im Bereich von 2–440 µg/ml. PE1N wurde im Bereich von 10–600 µg/ml, PE2N im Bereich von 3–235 µg/ml kalibriert. Die Kalibrierung von PE3N zeigte einen linearen Verlauf im Bereich von 30–500 µg/ml. PETN wurde in einem Bereich von 1–350 µg/ml kalibriert. Hier lagen auch in etwa die Bestimmungsgrenzen mit unseren analytischen Möglichkeiten.

Die EI-Massenspektren zeigen keinen Molpeak und lassen nur wenige charakteristische Signale erkennen. In den Spektren von PETN und PE3N ist ein intensives, im Spektrum des PE2N ein weniger intensives Signal bei m/z 46 zu sehen, das auf die Abspaltung des Nitryl-Kations hindeutet. Die silylierten Derivate von PE3N, PE2N, PE1N und PE zeigen bei m/z 73 das wenig charakteristische Signal der Trimethylsilylgruppe als intensives Signal sowie ein Ion bei m/z 103. Im Spektrum des silylierten PE liegt der Base-Peak bei m/z 191.

Die Wiederfindungsraten wurden nach anfänglichen Versuchen, diese aus der Allantoisflüssigkeit zu ermitteln, schließlich aus wässerigen Lösungen bestimmt. Grund hierfür war die Beobachtung, dass die Nitrate nach Lösung

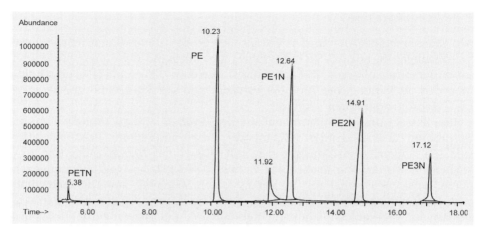

Abb. 2. Gaschromatogramm äquimolarer Substanzmengen

in dieser biologischen Matrix einem rapiden Abbau unterlagen. Diese Feststellung deckte sich mit der in der Literatur beschriebenen Instabilität von PETN in biologischer Matrix [1, 2, 10, 14, 18].

Von PE konnten im Schnitt nur ca. 10% der zugesetzten Substanzmenge wiedergefunden werden (Abb. 3). Eine Variation des Extraktions-pH-Wertes im Bereich von pH 1 bis pH 8 brachte keine nennenswerte Steigerung der Ausbeuten. Die Extraktion wurde schließlich bei pH 7,0 durchgeführt.

Bei den noch Nitrat tragenden Substanzen zeigte sich bereits in wässrigem Medium Zersetzung. Die Wiederfindungsrate für PE1N betrug unter Berücksichtigung aller Metabolite bzw. Abbauprodukte ca. 40% (Abb. 3). Hier war zu beobachten, dass nur ca. 60% der detektierten Menge als PE1N gefunden wurden, fast 40% jedoch als PE, dem Folgeprodukt in der Abbaukaskade. PE2N wurde ebenfalls zu ca. 40% wiedergefunden, davon ca. 63% in unveränderter Form. Der Anteil am Abbauprodukt PE1N betrug 18% der von PE ca. 19% (Abb. 3). Nach Zugabe von PE3N wurden ca. 80% der Substanz wiedergefunden. Hier entfielen 87% auf zugesetztes PE3N, 4% auf PE2N, 5% auf PE1N und 4% auf PE. PETN konnte bislang nicht wiedergefunden werden. 16% der gelösten Substanz fanden sich als Abbauprodukte wieder. Der Anteil des PE machte dabei 56% aus. Der Anteil an PE1N betrug 31%. Als PE2N bzw. PE3N wurden 6 bzw. 7% der Substanz wiedergefunden.

Zur Untersuchung der Stabilität von PETN in Allantoisflüssigkeit wurden 30,0 ml einer mit PETN versetzten Allantoisflüssigkeits-Blindprobe in drei aliquote Proben aufgeteilt. Eine Probe wurde 24 Stunden bei Raumtemperatur aufbewahrt, eine weitere bei –18°C eingefroren und die dritte wurde den Bedingungen der enzymatischen Hydrolyse unterworfen. Die Stabilitätsproben wurden analog zu den voran beschriebenen Untersuchungen aufgearbeitet und analysiert. Die Ergebnisse sind in Abb. 4 dargestellt.

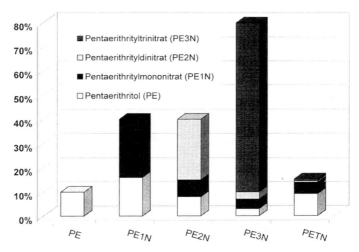

Abb. 3. Stabilität und Wiederfindungsraten der Reinsubstanzen aus wässriger Lösung

Die ersten beiden Proben zeigten nach 24 Stunden als Abbauprodukte PE2N, PE1N und PE. PE3N wurde nicht gefunden, ebenso wenig PETN (Abb. 4). Auf Grund der oben beschriebenen Probleme bei der Extraktion war damit auch nicht zu rechnen. In der Gefrierprobe waren nach Aufarbeitung ca. 8% der als PETN zugesetzten Menge in Form von Abbauprodukten nachzuweisen. In der bei Raumtemperatur gelagerten Probe waren, wie zu erwarten, größere Mengen an Abbauprodukten zu finden. Besonders der Anteil an PE1N hatte sich fast verzehnfacht. Die Gesamtmenge an wiedergefundenen Abbauprodukten betrug in dieser Probe ca. 12%, bezogen auf die zugegebene PETN-Menge (Abb. 4). In der Probe, die 24 Stunden den Bedingungen der enzymatischen Konjugatspaltung unterworfen war, waren nochmals deutlich mehr Abbauprodukte zu finden. Fast 23% der zugesetzten Substanzmenge wurden in Form von Abbauprodukten wiedergefunden. Davon entfielen 73% auf PE und 27% auf PE1N. PE2N, PE3N und PETN wurden nicht detektiert (Abb. 4).

Nach 11-tägiger Inkubation von PETN im Hühnerei zeigten sich unabhängig davon, ob eine Konjugatspaltung durchgeführt wurde oder nicht folgende Resultate. Unter Berücksichtigung der zuvor bestimmten Wiederfindungsraten stellten PE und PE1N die Hauptmetaboliten in beiden Proben dar. Beide lagen zu je ca. 45% bezogen auf die gesamte wiedergefundene Menge vor (Abb. 5). Weiterhin wurden ca. 10% als PE2N gefunden. PE3N und PETN wurden nicht gefunden. Bezogen auf die pro Ei applizierte Menge wurden, wieder unter Berücksichtigung der Wiederfindungsraten ca. 2,6% der eingesetzten Dosis wiedergefunden (Abb. 5). Bei Extraktion am 16. Bruttag lag die Gesamtwiederfindung bezogen auf PETN ohne enzymatische Spaltung bei 3,9%. Die absolute wiedergefundene Menge an PE hatte sich im Vergleich zur Probe vom 11. Tag nur leicht erhöht. Ihr relativer Anteil lag bei ca. 31%.

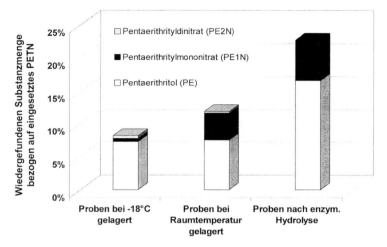

Abb. 4. Stabilität und Wiederfindung von PETN in Allantoisflüssigkeit

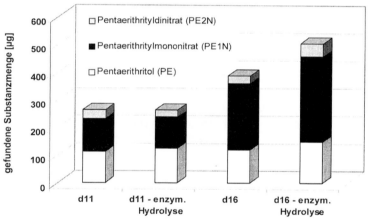

Abb. 5. Metaboliten bzw. Abbauprodukte nach Applikation von 10 mg PETN/Ei (Brutdauer: 11 bzw. 16 Tage)

Der Anteil an PE1N hatte sich fast verdoppelt. Er machte ca. 63% der wiedergefundenen Substanzmenge aus. Das PE2N wurde ebenfalls in vergleichbaren Mengen wie am 11. Tag gefunden. Der Anteil betrug ca. 6%. PE3N und PETN wurden nicht gefunden (Abb. 5).

Nach enzymatischer Konjugatspaltung der am 16. Tag extrahierten Proben stieg die Wiederfindungsrate auf 5,1% der pro Ei applizierten Substanzmenge. Die wiedergefundenen Mengen an PE und PE1N liegen um ca. 25%, die des PE2N sogar um ca. 80% höher als bei den unbehandelten Proben des gleichen Bruttages. Anteilsmäßig entfielen dabei ca. 29% auf PE, 62% auf PE1N und 9% auf PE2N. PE3N und PETN können auch hier nicht gefunden werden (Abb. 5).

2.4 Diskussion

Die GC/MS-Analytik von PETN und seinen Metaboliten bereitete uns ähnlich große technische Probleme, wie sie auch aus anderen Arbeitsgruppen berichtet wurden. Hinzukommt, dass bei PETN im Gegensatz zu vielen anderen Arzneistoffmolekülen durch chemische Hydrolyse Produkte entstehen, die mit den enzymatisch produzierten Metaboliten identisch sind und natürlich können auch die noch nitrathaltigen Metaboliten/Abbauprodukte nicht nur weiter metabolisiert sondern auch weiter abgebaut werden. Der Versuch einer Kalibrierung und der Bestimmung der Wiederfindungsraten aus Allantoisflüssigkeit scheiterten an den beobachteten Abbaureaktionen der Substanzen. Es kam teilweise zu nicht reproduzierbaren Analysenergebnissen. Bei der Bewertung der Ergebnisse muss also berücksichtigt werden, dass die Metabolisierung von PETN im Ei von einem im Ergebnis ähnlichen Abbau in dieser biologischen Matrix begleitet wird. Eine Unterscheidung zwischen Metaboliten und Abbauprodukten ist momentan noch nicht möglich.

Den Zugewinn an Metaboliten von 1,2% nach enzymatischer Konjugatspaltung im Vergleich zu der unbehandelten Probe zu bewerten fällt schwer. Es könnte einerseits auf das Vorliegen von Konjugaten hindeuten, andererseits könnte es sich auch um Abbauprodukte handeln, die unter den Bedingungen der Konjugatspaltung aus PETN entstanden sind. Außerdem ist zu berücksichtigen, dass die Extraktion der Substanzen aus der biologischen Matrix zur Zeit noch Schwierigkeiten bereitet. PETN selbst konnte bislang gar nicht extrahiert werden, PE nur zu einem geringen Prozentsatz. Aus dem fehlenden Nachweis der Ausgangssubstanz darf man aber nicht den Schluss ziehen, dass PETN nicht in der Allantoisflüssigkeit vorhanden ist. Die geringe Gesamtwiederfindung im Ei, bezogen auf PETN ist ebenfalls unter diesem Gesichtspunkt zu betrachten.

2.5 Zusammenfassung

Untersuchungen des hydrolytischen Abbaus und des Metabolismus von PETN wurden erstmals am Modell des bebrüteten Hühnereis durchgeführt. Als Analysenverfahren wurde die Gaschromatographie mit einem Kaltaufgabesystem zur Probenaufgabe verwendet. Die Detektion erfolgte massenspektrometrisch nach EI-Ionisation. Es gelang eine vollständige Trennung des

PETN und der silylierten Abbauprodukte, so dass sich das Verfahren grundsätzlich zur Analytik der PETN-Metaboliten und somit auch zur Analyse von Extrakten aus Allantoisflüssigkeit verwenden lässt, die Bestimmungsgrenzen erscheinen jedoch noch nicht ausreichend.

Hinsichtlich der Isolierung und Quantifizierung der Metaboliten treten substanzspezifische Probleme auf:

■ Grundsätzlich ist die enzymatische Metabolisierung des PETN und die Weitermetabolisierung der Biotransformationsprodukte von einer im Ergebnis gleichen chemischen Hydrolyse begleitet.

■ Die Extraktion von PETN und seinen potentiellen Metaboliten Pentaerithrityltrinitrat (PE3N), Pentaerithrityldinitrat (PE2N), Pentaerithritylmononitrat (PE1N) und Pentaerithritol (PE) aus Wasser und aus Allantoisflüssigkeit mit üblichen Lösungsmitteln und Extraktionsverfahren gelingt nur sehr unvollständig. Für die Abbauprodukte wurden aus Wasser Wiederfindungsraten zwischen 10 und 80% bestimmt, PETN selbst lässt sich mit den getesteten Lösungsmitteln nicht extrahieren.

■ Der hydrolytische Abbau setzt sich – selbst bei Lagerung in der Kälte auch in den Substanzextrakten fort. In biologischen Flüssigkeiten, wie z.B. der von uns untersuchten Allantoisflüssigkeit, sowie unter den Bedingungen einer enzymatischen Konjugatspaltung sind diese hydrolytischen Vorgänge noch wesentlich ausgeprägter und führen schrittweise bis zum nitratfreien PE.

Für die Metabolismus-Untersuchungen im bebrüteten Hühnerei wurden 10 mg PETN pro Ei appliziert und die Allantoisflüssigkeit auf Biotransformationsprodukte untersucht. In Abhängigkeit von der Inkubationsdauer wurden ca. 2–4% des applizierten PETN in Form von PE1N bzw. PE wiedergefunden, wobei bisher nicht zwischen Abbauprodukten und Metaboliten differenziert werden kann.

Angesichts der Labilität von PETN in wässrigen Systemen und der analytischen Komplexizität können verlässliche Aussagen zur quantitativen Metabolitenverteilung noch nicht gemacht werden. Dennoch bestätigt sich, dass PETN im biologischen System durch Metabolismus *und* hydrolytischen Abbau3 rasch in PE3N, PE2N und PE1N übergeht und die Gesamtwirkung des PETN vermutlich aus der Summe der Wirkungen von PETN und seinen nitrathaltigen Metaboliten/Abbauprodukten resultiert.

2.6 Literatur

1. Binks PR, French CE, Nicklin S, Bruce NC (1996) Degradation of pentaerythritol tetranitrate by Enterobacter cloacae PB2. Appl Environ Microbiol 62:1214–1219
2. Carter JH, Goldman P (1976) Pentaerythritol tetranitrate metabolism: a non-essential role for the flora. Biochem Pharmacol 25:860–862

3. Crew M, Melgar MD, Di Carlo FJ (1975) Pentaerythritol tetranitrate and metabolites in rat plasma. J Pharmacol Exp Ther 192:218–223

4. Davidson IW, Miller HS Jr, Di Carlo FJ (1970) Absorption, excretion and metabolism of pentaerythritol tetranitrate by humans. J Pharmacol Exp Ther 175: 42–50

5. Davidson IW, Miller HS Jr, Di Carlo FJ (1971) Pharmacodynamics and biotransformation of pentaerythritol tetranitrate in man. J Pharm Sci 60:274–277

6. Di Carlo FJ, Melgar MD, Haynes LJ, Gala RL, Crew MC (1969) Metabolism of pentaerythritol trinitrate and pentaerythritol by dogs. J Pharmacol Exp Ther 168:235–239

7. Hammes W, Bourscheidt C, Glasneck R, Bökens H (1999) Bestimmung von Pentaerithrityldinitrat und Pentaerithritylmononitrat in Humanplasma mit Gaschromatographie/Massenspektrometrie. In: Mutschler E, Schrör K (Hrsg) Pentaerithrityltetranitrat, Pharmakologische und klinische Daten zur koronaren Herzkrankheit, Steinkopff, Darmstadt, S 11–24

8. Kiep L, Bekemeier H (1986) Biotransformation und Toxizität von Xenobiotica im Kükenembryo. 1. Mitteilung: Embryoniertes Hühnerei als In-vivo-Modell und Natriumsalicylat als Substrat. Pharmazie 41:868–872

9. Kiep L, Maderner S, Seifert K (2002) Metabolism of metamizol in early stages of the incubated hen's egg. Pharmazie 57:829–833

10. King SY, Fung HL (1984) Rapid microbial degradation of organic nitrates in rat excreta. Re-examination of the urinary and fecal metabolite profiles of pentaerythritol tetranitrate in the rat. Drug Metab Dispos 12:353–357

11. Neugebauer M (1995) Biotransformation von (+)-Methamfetamin im bebrüteten Hühnerei. Pharmazie 50:201–206

12. Neugebauer M (1997) Biotransformation von Arzneistoffen im Hühnerei – Eine Alternative zum Tierversuch – Habilitationsschrift, Universität Bonn

13. Neurath GB, Dünger M (1977) Blood levels of the metabolites of glyceryl trinitrate and pentaerythritol tetranitrate after administration of a two-step preparation. Arzneim Forsch 27:416–419

14. Posadas del Rio FA, Jaramillo Juarez F, Camacho Garcia R (1988) Biotransformation of organic nitrate esters in vitro by human liver, kidney, intestine, and blood serum. Drug Metab Dispos 16:477–481

15. Schütz A, Kötting J, Epple F, Ziegler R, Maier-Lenz H, Stalleicken D (1999) Quantitative gaschromatographische/massenspektrometrische Bestimmung der Pentaerithrityltetranitrat-Metaboliten Pentaerithrityltrinitrat, Pentaerithrityldinitrat und Pentaerithritylmononitrat in Humanplasma. Arzneim Forsch 49:891–895

16. Stalleicken D, Kuntze U, Schmid B, Hiebl R, Ring J, Michaelis K (1997) Quantitative determination of pentaerythrityl tetranitrate and its metabolites in human plasma by gas chromatography/mass spectrometry. Arzneim Forsch 47:347–352

17. Weber W, Michaelis K, Luckow V, Kuntze U, Stalleicken D (1995) Pharmacokinetics and bioavailability of pentaerythrityl tetranitrate and two of its metabolites. Arzneim Forsch 45:781–784

18. White GF, Snape JR, Nicklin S (1996) Biodegradation of Glycerol Trinitrate and Pentaerythritol Tetranitrate by Agrobacterium radiobacter. Appl Environ Microbiol 62:637–642

19. Yu WC, Goff EU (1983) Determination of vasodilators and their metabolites in plasma by liquid chromatography with a nitrosyl-specific detector. Anal Chem 55:29–32

20. Yu WC, Goff EU (1983) Measurement of plasma concentrations of vasodilators and metabolites by the TEA-analyzer. Biopharm Drug Dispos 4:311–319

3 Pentaerithrityltetranitrat (PETN)*
schützt hämodynamische Funktionen
und morphologische Strukturen
in aortalen Gefäßpräparationen

F. Kristek, J. Török

3.1 Zusammenfassung

Das Ziel der hier vorgestellten Untersuchung war es, zu prüfen, ob Pentaeri-thrityltetranitrat (PETN) in der Lage ist, funktionelle und morphologische Änderungen im kardiovaskulären System zu beeinflussen, die durch eine Langzeit-NO-Synthase-Hemmung provoziert werden können. Die für die Untersuchung verwendeten 10 Wochen alten Wistar-Ratten wurden in 3 Gruppen geteilt: Die erste Gruppe diente als Kontrolle. Die zweite Gruppe wurde mit in Trinkwasser gelöstem (50 mg/Kg) N^G-Nitro L-Argininmethylester (L-NAME) behandelt. Die dritte Gruppe wurde behandelt mit L-NAME (50 mg/Kg) in Trinkwasser plus PETN (2×50 mg/Kg). Das Experiment dauerte 6 Wochen. Blutdruck wurde indirekt mit Hilfe der Plethysmographie an der Schwanzarterie gemessen. Für die funktionellen Untersuchungen wurden isolierte Ringpräparationen der thorakalen Aorta benutzt. Diese wurden suspendiert in einem Organbad, welches modifizierte Krebslösung enthielt. Sie waren verbunden mit einem Kraftaufnehmer zur Messung der isometrischen Spannung. Für die morphologischen Untersuchungen wurden die Tiere getötet. Sie wurden dann zur Fixierung über den linken Ventrikel mit Glutaraldehyd perfundiert. Der Perfusionsdruck wurde auf 120 mmHg fixiert. Die thorakale Aorta (TA), die Arteria carotis (CA), der septale Schenkel der linken absteigenden Koronararterie (RS) wurden entnommen und für die elektronenmikroskopische Untersuchung aufgearbeitet. Die Wanddicke (WT, wall thickness) und der innere Durchmesser (ID) wurde unter einem Lichtmikroskop ausgemessen und die WT/ID-Ratio errechnet. In der Gruppe von Ratten, die mit L-NAME + PETN behandelt waren, war der systolische Blutdruck (163 ± 1 mmHg) signifikant niedriger als in der L-NAME behandelten Gruppe (172 ± 2 mmHg). Allerdings war er auch in dieser Gruppe immer noch höher als in der Kontrollgruppe (126 ± 2 mmHg). 6 Wochen nach Behandlung mit L-NAME war die endothelabhängige Acetylcholin-induzierte Relaxation der isolierten thorakalen Aorta signifikant vermindert. Der inhibitorische Effekt von L-NAME konnte durch die gleichzeitige Behandlung

---

* Handelsname: Pentalong®

mit PETN aufgehoben werden. In allen Arterienpräparationen provozierte die NO-Synthase-Hemmung einen deutlichen Anstieg von WT, CSA und WT/ID. Dieser Effekt war außer in RS signifikant. ID nahm lediglich in TA zu. Die Langzeitgabe von L-NAME zusammen mit PETN verhinderte die Zunahme von WT, CSA und WT/ID in allen untersuchten Arterien mit Ausnahme von TA. ID war ausschließlich in TA angestiegen. Die hier vorgestellten Daten belegen, dass funktionale Störungen und strukturelle Veränderungen im kardiovaskulären System, wie sie durch eine Langzeit-NO-Synthase-Inhibition proviziert werden können, durch eine gleichzeitige Gabe des exogenen NO-Donators PETN abgeschwächt werden können.

3.2 Einleitung

In den meisten entwickelten Industrieländern sind Erkrankungen des kardiovaskulären Systems ungeachtet enormer Anstrengungen immer noch im Zunehmen begriffen und repräsentieren die häufigste Ursache von Morbidität und Mortalität. Dabei gilt die Hypertension als einer der Hauptfaktoren, welcher das Mortalitäts- und Morbiditätsrisiko signifikant erhöht. Stickstoffmonoxid (NO) ist ein potentes vasodilatatorisches Molekül, welches von der arteriellen Gefäßwand produziert wird. Vor dem Hintergrund dieser Kenntnisse entstand die Fragestellung, ob eine verminderte NO-Produktion einer der Hauptfaktoren sein könnte, die an der Entwicklung einiger Typen von Hypertonie beteiligt sind. Auf der Basis der Ergebnisse einer Vielzahl von Experimenten wurde postuliert, dass NO kontinuierlich produziert wird durch den Katabolismus von Arginin zu Citrullin und zwar unter Beteiligung des Enzyms NO-Synthase (Moncada, 1992). Es konnte gezeigt werden, dass die NO-Synthase konstitutiv vorhanden ist in Endothelzellen, Neuronen und einer Reihe von anderen Zelltypen (Palmer et al. 1988, Bredt et al. 1990). Intrazellulär stimuliert NO die lösliche Guanylyl-Cyclase. Die Guanylyl-Cyclase steigert die Syntheserate des second messenger cGMP (Felisch 1998). cGMP führt zur Vaso-Relaxation. Derzeit ist es allgemein akzepierte Erkenntnis, dass NO im kardiovaskulären System neben der Vasorelaxation auch aktiv beteiligt ist an vielen anderen Prozessen wie z. B. Apoptosis, Adhäsion von Leukozyten und Thrombozyten an die Arterienwand, antiproliferative Effekte an glatten Muskelzellen usw. Obwohl unser Wissen über das NO-Molekül immer noch rapide zunimmt, sind wir weit davon entfernt, seine Rolle im Organismus vollständig zu verstehen.

Aus klinischer Sicht ist es nicht überraschend, dass große Anstrengungen unternommen werden, die Bedeutung der obig genannten Eigenschaften von NO für das kardiovaskuläre System aufzuklären. Das Hauptaugenmerk richtet sich darauf, wie NO in diejenigen Arterienäste transportiert werden kann, welche auf Grund verschiedener Ursachen eine verminderte endogene NO-Produktion aufweisen. Offensichtlich können exogene NO-Donatoren

(Nitrate) diese Aufgabe lösen. Die Nitrate als Nitrovasodilatatoren werden therapeutisch seit mehr als 150 Jahren eingesetzt (Hering 1849, Morell 1879), ohne genaues Verständnis der einzelnen Elemente ihrer Wirkungsweise. Die pharmakologischen Eigenschaften der NO-Freisetzung durch Nitrate sind erst vor ungefähr einem Jahrzehnt beschrieben worden (Ahlner et al.; 1991). Leider ist der klinische Einsatz von Nitraten limitiert durch die Induktion von Nitrattoleranz im Rahmen einer Dauerbehandlung. Diese Toleranz führt zu einer Abschwächung der hämodynamischen und antiischämischen Effekte von Nitraten. Darüber hinaus führt eine Langzeitbehandlung mit Nitroglyzerin zu einer gesteigerten Superoxidproduktion in den Gefäßwänden. Diese gesteigerte Superoxidproduktion (oxidativer Stress) könnte auch die Ursache der verminderten Sensitivität der Gefäße gegenüber Nitraten sein (Münzel et al. 1995, Dikalov et al. 1998). Unabhängig von diesen Nachteilen hat die Bedeutung von NO für das kardiovaskuläre System zu einer Stimulation der Forschung über exogene NO-Donatoren zur Substitution einer verminderten endogenen NO-Produktion geführt. Das klinische Interesse hat dabei sein Hauptaugenmerk gelenkt auf Substanzen, die NO freisetzen und ihren nützlichen Effekt auch in der Langzeitbehandlung beibehalten.

Pentaerithrityltetranitrat (PETN) weist Substanzeigenschaften auf, welche diese Erfordernisse erfüllen können. Es ist ein effektiver Nitrovasodilatator, der auch unter Langzeitanwendung wünschenswerte pharmakodynamische Eigenschaften aufweist und dabei weder Toleranz noch oxidativen Stress erzeugt (Dück und Richard 1990, Fink und Bassenge 1997, Hinz et al. 1998). PETN weist darüber hinaus protektive Effekte gegen Atherosklerose und endotheliale Dysfunktion auf. Es ist das einzige Nitrat ohne Nitrattoleranz auch nach Langzeitbehandlung (Kojda et al. 1995). PETN wirkt darüber hinaus auch als Antioxidans (Oberle et al. 1999). Diese Eigenschaft von PETN ist ganz besonders bedeutsam, da Superoxidradikale NO inaktivieren und mit Nitrattoleranz korrelieren (Dikalov et al. 1998). Dikalov et al. (1999), Oberle et al. (1999), Kojda et al. (1995) haben beschrieben, dass PETN protektive Effekte gegen Atherosklerose und endotheliale Dysfunktion besitzt. Darüber hinaus wurde beschrieben, dass PETN im Vergleich mit anderen klinisch eingesetzten organischen Nitraten der potenteste Aktivator der cGMP-Synthese ist (Hinz et al. 1998).

Zu Beginn der neunziger Jahre wurde ein neues pathophysiologisches Modell zur Erklärung der Entstehung von hohem Blutdruck entwickelt. Die pathogenetische Vorstellung geht von einer Inhibition der NO-Synthase aus. Es konnte nämlich gezeigt werden, dass sowohl exogene als auch endogene Analoga von Arginin die metabolischen Schritte der obig erwähnten NO-Produktion abschwächen (Rees et al. 1990, Vallance et al. 1992, Matsuoka et al. 1997). Die verminderte NO-Produktion führt zu einer Störung der Balance in der kardiovaskulären Regulation. Der Prozess der Entwicklung einer Hypertonie wird dadurch beschleunigt.

In der Literatur wurde beschrieben, dass die exogene Langzeitgabe des L-Arginin Analogons N^G-Nitro-L-Arginin Methylester (L-NAME) zu einer signifikanten Abnahme sowohl der NO-Synthaseaktivität (Pechanova et al. 1999, Tribulova et al. 2000) als auch der in vivo messbaren NO-Produktion führt (Gerova et al. 1998). Diese metabolischen Abweichungen sind gekoppelt mit morphologischen Veränderungen, die sich hauptsächlich manifestieren als interstitielle Fibrose, in einer leichten Hypertrophie und einer ischämieähnlichen Schädigung des Myokards (Moreno et al. 1995, Pechánová et al. 1999, Tribulová et al. 2000). Gleichzeitig kommt es zu einem Prozess des Remodellings der Arterienwand (Delacretaz et al. 1994, Kristek und Gerova 1996, Török und Kristek 2001).

Die auf Grund eines NO-Defizites entstehende Hypertonie führt zu funktionalen und morphologischen Änderungen. Die Wirkungen von NO-Donatoren auf diese funktionalen und morphologischen Änderungen sind nicht ausreichend untersucht. Das Ziel dieser Studie war, erstens die basalen hämodynamischen Parameter und zweitens die funktionalen und morphologischen Veränderungen im kardiovaskulären System einer auf NO-Defizit beruhenden Hypertonie zu untersuchen und drittens zu klären, ob die gleichzeitige Gabe des NO-Synthese-Inhibitors L-NAME zusammen mit PETN diese Veränderungen verhindern können. (Kristek 2000, Török und Kristek 2002).

3.3 Methodik

Das experimentelle Vorgehen erfolgte nach den Richtlinien für den Einsatz von Labortieren im Rahmen tierexperimenteller Untersuchungen (ethisches Komitee für experimentelle Arbeiten, Slovak Academy of Sciences, 1995). Die Ratten wurden in sauberen Käfigen gehalten. Der Hell-Dunkel-Rhythmus war auf 12 Stunden eingestellt. Die Tiere erhielten zur Ernährung normales Futter in Pellets.

Für die Experimente wurden 66 ausgewachsene 310–350 g schwere Ratten ausgewählt. Die Tiere wurden in 3 Gruppen geteilt. Die Kontollgruppe erhielt normales Trinkwasser. Die zweite Gruppe erhielt N^G-Nitro-L-Arginine Methylester (L-NAME) in Trinkwasser gelöst in einer Konzentration von 50 mg/Kg und Tag über eine Periode von 6 Wochen. Die dritte Gruppe erhielt zusätzlich zu L-NAME (50 mg/Kg/Tag) im Trinkwasser Pentaerithrityltetranitrat (PETN) über einen Schlauch in einer Konzentration von 50 mg/Kg zweimal täglich (tägliche Gesamtdosis 100 mg/Kg) über dieselbe 6-Wochen-Periode. Diese Form der PETN-Gabe musste gewählt werden, da PETN eine extrem geringe Löslichkeit besitzt (Davidson et al. 1970).

In allen Gruppen wurde der systolische Blutdruck und die Herzfrequenz wöchentlich gemessen mittels Plethysmographie-Technik. Die Tiere wurden getötet durch eine Überdosierung von Pentobarbital (100 mg/Kg intraperitoneal).

3.3.1 Funktionstestungen

Am Ende des Experimentes, also nach 6 Wochen wurde die thorakale Aorta entnommen, von Bindegewebe gereinigt und in 3,5 – 4,0 mm breite Ringe geschnitten. Die Ringpräparationen wurden in einem Organbad zwischen zwei Stahlspangen aufgespannt. Das Organbad enthielt modifizierte Krebs-Ringerlösung mit folgender Zusammensetzung (mmol/l): NaCl 118, KCl 5, $CaCl \cdot 2 H_2O$ 2,5, $MgSO_4 \cdot 7 H_2O$ 1.2, $NaHCO_3$ 25, KH_2PO_4 11.2, Glukose 11, $CaNa_2.EDTA$ 0,03, Ascorbinsäure 0,55. Die Organlösung wurde auf konstante $37°C$ eingestellt und begast mit einer Mischung von 95% O_2 und 5% CO_2, wodurch ein pH von 7,3–7,4 erreicht wurde. Die isometrische Spannung wurde mit einem Sanborn FT10-Transducer aufgenommen. Die Ruhespannung wurde adjustiert auf 2 g, da diese in Vorexperimenten als optimale Basis für die Ermittlung von Spannungsänderungskurven bestimmt worden war. Acetylcholin wurde in cumulativen Dosen (10^{-9}–10^{-5} mol/l) den Präparationen zugefügt. Die Vorkontraktion erfolgte mit einer submaximalen Konzentration von Phenylephrin (10^{-6} mol/l). Danach erfolgte die Messung der endothelabhängigen Relaxation. Das Ausmaß der Relaxation wurde ausgedrückt in Prozent der Phenylephrinkontraktion. Die durch Agonisten induzierbare Kontraktion wurde gemessen durch kumulative Gabe von Noradrenalin (NA, 10^{-9}–10^{-5} mol/l) zu den Präparationen.

3.3.2 Verwendete Substanzen

Die folgenden Substanzen wurden benutzt: Phenylephrin, Acetylcholinchlorid, Indomethacin (von SIGMA) und Noradrenalin (SPOFA). Alle Substanzen wurden gelöst in destilliertem Wasser, Indomethacin wurde zunächst gelöst in 0,2 mol/l Na_2CO_3 und dann mit destilliertem Wasser verdünnt.

3.3.3 Morphologische Untersuchungen

Aus jeder Gruppe wurden 14 Tiere für die morphologischen Untersuchungen ausgewählt. Nach Eröffnung der Brusthöhle wurde das kardiovaskuläre System mit einem konstanten Druck von 120 mmHg über eine in den linken Ventrikel platzierte Kanüle zur Fixierung perfundiert. Die Fixierung erfolgte mit 0,3 mol/l Glutaraldehyl in 0,1 mol/l Phosphat. Es wurde der mittlere Teil der thorakalen Aorta, der mittlere Teil der Arteria carotis und die obere Hälfte der linken absteigenden Koronararterie präpariert und anschließend in Segmente von ungefähr 1 mm Länge geteilt. Anschließend erfolgte eine Nachfixierung mit 40 mmol/l OsO_4 in 0,1 mol/l Phosphatpuffer. Nach der Fixation wurden die Präparationen en block mit Uranylacetate gereinigt, anschließend mit ansteigenden Konzentrationen von Alkohol und Propylenoxid entwässert. Sie wurden eingebettet in Durcupan ACM. Nach einem randomisierten Verfahren wurde 3 Blöcke jeder Arterie ausgewählt. Sie wurden entlang der Längsachse aufgeschnitten. Sowohl der innere Durchmesser und die arterielle Wanddicke (tunica intima + tunica media) wurden gemessen in Semidünnschnitten über Lichtmikroskopie. Die arterielle Wanddicke wurde gemessen entlang des Gefäßumfanges in 45 Grad Intervallen. Der innere Durchmesser und die Cross section area (tunica intima und tunica media) wurden kalkuliert.

3.3.4 Statistische Analyse

Alle Ergebnisse sind dargestellt als Mittelwert ± S.E.M. ANOVA und Bonferroni-Tests für unverbundene Stichproben wurden für die statistische Auswertung benutzt. Die Ergebnisse wurden als signifikant angesehen, wenn $P < 0,05$ war.

3.4 Ergebnisse

3.4.1 Hämodynamische Parameter

Zu Beginn der Experimente bestand zwischen den 3 Gruppen kein Unterschied im systolischen Blutdruck. In der Kontrollgruppe konnten keine signifikanten Änderungen des systolischen Blutdruckes im Verlaufe des Experimentes beobachtet werden. Am Ende des Experimentes war in der Kontrollgruppe der systolische Blutdruck 126 ± 2 mmHg. In der L-NAME behandelten Gruppe nahm der Blutdruck progressiv vom Beginn des Experimentes an kontinuierlich zu und erreichte zu Ende des Experimentes nach 6 Wochen einen Wert von 172 ± 3 mmHg ($p < 0,01$). In der Gruppe von Tieren, die gleichzeitig mit L-NAME und PETN behandelt wurden, war die Kurve des Blutdruckanstieges nach rechts verschoben und erreichte am Ende des Experimentes einen Wert von 136 ± 1 mmHg. Dieser war signifikant kleiner als in der L-NAME-Gruppe ($p < 0,01$) jedoch immer noch signifkant höher ($p < 0,01$) als in der Kontrollgruppe (Abb. 1).

Die Herzfrequenz betrug in der Kontrollgruppe am Ende des Experimentes $374 \pm 11,6$ Schläge pro Minute. Sie war in der L-NAME-Gruppe signifikant geringer ($280 \pm 12,9$ Schläge/Minute). In der L-NAME + PETN behandelten Gruppe war die Herzfrequenz signifikant höher als in der L-NAME-Gruppe und wies keine signifikante Differenz zur Kontrollgruppe auf (Abb. 2).

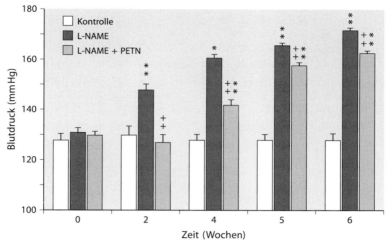

Abb. 1. Blutdruck in mmHg zu verschiedenen Untersuchungszeitpunkten in den drei Untersuchungsgruppen. ** p < 0,01, * p < 0,05 im Vergleich zu den Werten der Kontrollgruppe; ++ p < 0,01 im Vergleich zu den Werten der L-NAME-Gruppe

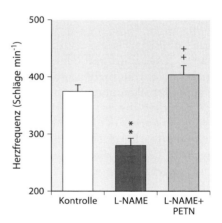

Abb. 2. Herzfrequenz in Schlägen/Min. in den drei Untersuchungsgruppen. ** p < 0,01 im Vergleich zu den Werten der Kontrollgruppe, ++ p < 0,01 im Vergleich zu den Werten der L-NAME-Gruppe

3.4.2 Vaskuläre Reaktivität

Isolierte Aortenringpräparationen zeigten nach Präkontraktion mit Phenylephrin (10^{-6} mol/l) eine dosisabhängige Relaxation auf die Gabe von Acetylcholin. Das Ausmaß der Relaxation war signifikant vermindert in der L-NAME behandelten Tiergruppe (Abb. 3). In der normotensiven Kontrollgruppe betrug die maximale Relaxation der Aortenringpräparationen in der Dosierung 10^{-5} mol/l Acetylcholin im Mittel $91,1 \pm 3,6\%$. Sie war signifikant erniedrigt auf $34,3 \pm 3,1\%$ (p < 0,01) in der L-NAME-Behandlunggruppe. In der dritten Gruppe, die mit L-NAME + PETN behandelt worden war, konnte

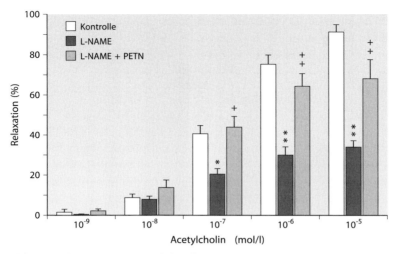

Abb. 3. Wirkung einer Langzeitbehandlung von L-NAME und L-NAME + PETN auf das Relaxationsverhalten isolierter thorakaler Aortensegmente induziert durch Acetylcholin, *p < 0,05, **p < 0,01 im Vergleich zu den Werten der Kontrollgruppe, ⁺p < 0,05, ⁺⁺p < 0,01 im Vergleich zu den Werten der L-NAME-Gruppe

die Inhibition der acetylcholinduzierten Relaxation, wie sie unter allein in der L-NAME-Gruppe beobachtet wurde, verhindert werden. Das Ausmaß der Relaxation war nicht signifikant unterschiedlich von der in der normotensiven Kontrollgruppe.

Noradrenalin erzeugt eine konzentrationsabhängige Kontraktion der thorakalen Aorta. In der L-NAME-Behandlungsgruppe war die Dosiswirkungskurve von Noradrenalin nach links verschoben (Daten nicht gezeigt). Andererseits zeigten die Aortenringpräparationen der L-NAME + PETN-Behandlungsgruppe eine vergleichbare kontraktile Sensitivität auf Noradrenalin wie sie auch in der normotensiven Kontrollgruppe beobachtet wurde.

3.4.3 Morphologische Untersuchungen

Die morphologischen Untersuchungen der Arterien (thorakale Aorta, Arteria carotis und septaler Ast der linken absteigenden Koronararterie) ergaben, dass ihre Wanddicke (tunica intima + tunica media) signifikant zunahm in der L-NAME-Behandlungsgruppe im Vergleich zu den entsprechenden Arterien der Kontrollgruppe (Tabelle 1). Die gleichzeitige Gabe von L-NAME und PETN resultierte in einer signifkant geringeren Zunahme der arteriellen Wanddicke in allen drei untersuchten Arterien im Vergleich zur L-NAME-Gruppe. Vergleicht man diese Gruppe mit der Kontrollgruppe, dann konnten keine signifikanten Unterschiede in der Carotis- und der Koronararterie festgestellt werden. In der thorakalen Aorta war die arterielle Wanddicke jedoch

Tabelle 1. Messwerte von WT, CSA, ID und WT/ID in thorakaler Aorta, Arteria carotis und linker absteigener Koronararterie in den drei Untersuchungsgruppen. Einzelheiten siehe Text

		WT (µm)	$CSA \times 10^3$ $(µm^2)$	ID (µm)	$WT/ID \times 10^{-2}$
■ **Thorakale Aorta**	Kontrollgruppe	$60,41 \pm 2,37$	$332 \pm 11,60$	$1683 \pm 39,70$	$3,56 \pm 0,19$
	L-NAME	$80,42 \pm 1,30^{**}$	$480 \pm 9,80^{**}$	$1816 \pm 25,53^{**}$	$4,43 \pm 0,10^{**}$
	+PETN	$70,73 \pm 1,60^{**++}$	$454 \pm 11,9^{**}$	$1971 \pm 20,80^{**++}$	$3,71 \pm 0,15^{++}$
■ **Arteria carotis**	Kontrollgruppe	$23,95 \pm 1,76$	$59,5 \pm 3,06$	$778 \pm 33,90$	$3,16 \pm 0,33$
	L-NAME	$36,42 \pm 1,33^{**}$	$94,4 \pm 4,04^{**}$	$818 \pm 20,27$	$4,53 \pm 0,29^{**}$
	+PETN	$22,69 \pm 1,47^{++}$	$63,0 \pm 2,65^{++}$	$876 \pm 26,69$	$2,68 \pm 0,28^{++}$
■ **Koronararterie**	Kontrollgruppe	$9,33 \pm 0,67$	$7,75 \pm 0,84$	$250 \pm 11,88$	$3,70 \pm 0,23$
	L-NAME	$16,28 \pm 1,24^{**}$	$16,00 \pm 1,32^{**}$	$295 \pm 9,12$	$5,19 \pm 0,41$
	+PETN	$12,76 \pm 0,79^{+}$	$12,30 \pm 1,65$	$286 \pm 23,16$	$4,10 \pm 0,62$

$^{**} p < 0,01$ im Vergleich zu der Kontrollgruppe; $^{++} p < 0,01$; $^{+} p < 0,05$ im Vergleich zu den Werten der L-NAME-Gruppe

immer noch gegenüber der Kontrollgruppe signifikant erhöht (Tabelle 1). Ein inkonstanter Perfusionsdruck während der Fixierung könnte die arterielle Wanddicke beeinflussen. Um diesen Einfluss auszuschließen, untersuchten wir Gefäßabschnitte, die unabhängig vom Perfusionsdruck sind. In allen untersuchten Abschnitten war die Wanddicke in den L-NAME behandelten Ratten signifikant höher als in der Kontrollgruppe. Keine signifikanten Unterschiede wurden gefunden zwischen der L-NAME + PETN-Behandlungsgruppe im Vergleich zur Kontrollgruppe.

Einzige Ausnahme war die thorakale Aorta. Hier war auch in den korrespondierenden Arealen die Wanddicke höher als in der Kontrollgruppe (Tabelle 1).

Der innere Durchmesser in der Arteria carotis und in der Koronararterie zeigte innerhalb der drei Gruppen keinen Unterschied (Tabelle 1).

Der innere Durchmesser der thorakalen Aorta war signifikant erhöht in beiden Behandlungsgruppe im Vergleich zur Kontrollgruppe. Es konnte auch kein Unterschied gefunden werden zwischen den beiden Behandlungsgruppen (Tabelle 1).

Das Verhältnis von Wanddicke und innerem Durchmesser war in der L-NAME-Gruppe in allen Arterien angestiegen. Allerdings war dieser Anstieg nicht signifikant für die Koronararterie. Die Langzeitbehandlung mit PETN schützte alle drei arteriellen Präparationen vor diesem L-NAME-Effekt. Es konnte kein Unterschied dieser Gruppe im Vergleich zur Kontrollgruppe gefunden werden (Tabelle 1).

3.5 Diskussion

Der Blutdruck nahm in der Tiergruppe, die mit dem NO-Synthase-Inhibitor L-NAME behandelt wurde, schrittweise im Verlauf von 6 Wochen zu. Bereits eine Woche nach Behandlung war der Blutdruck signifikant angestiegen und erreichte am Ende des Experimentes einen signifikant höheren Wert im Vergleich zur Kontrolle. Diese Befunde bestätigen unsere früheren Untersuchungen (Kristek et al. 1995, Kristek und Gerova 1996) sowie die von anderen Autoren, die eine vergleichbare L-NAME-Behandlungsdauer gewählt hatten (Baylis et al. 1992, Ribeiro et al. 1992, Arnal et al. 1993, Jover et al. 1993). Die simultane nicht intermittierende Gabe von PETN konnte die L-NAME erzeugte Blutdruckerhöhung signifikant vermindern. Auch die Zeitkurve des Blutdruckanstieges war nach rechts verschoben und die Blutdrucksteigerung setzte eine Woche später ein. Nichtsdestotrotz war am Ende des Experimentes der Blutdruck immer noch höher als in der Kontrollgruppe. Das von PETN freigesetzte Stickstoffmonoxid ist höchstwahrscheinlich verantwortlich für den günstigen Effekt von PETN auf den Blutdruck (Mittal und Murad 1982, Kojda et al. 1995, Fink und Bassenge 1997, Schultz et al. 1997, Hinz et al. 1998). Andererseits ist nicht klar, warum in unserem Experiment eine relativ hohe Dosis des exogenen NO-Donors PETN zu einer relativen geringen Reduktion des Blutdruckes führte. Es ist denkbar, dass die Menge des freigesetzten NO vom NO-Donator nicht ausreichte, komplett die verminderte endogene NO-Produktion auszugleichen. Die Pharmakodynamik von PETN ist nicht vollständig bekannt. Daher ist es erlaubt, zu spekulieren, dass PETN hauptsächlich in den glatten Muskelzellen der arteriellen Gefäßwand metabolisiert wird. Die freigesetzte Menge von Stickstoffmonoxid ist dann möglicherweise nicht ausreichend, eine genügend hohe Quantität in dem Teil der arteriellen Astes zu erreichen, der für die Änderungen im Blutdruck verantwortlich ist. Wir glauben daher, dass der Haupteffekt von PETN sich abspielt in den großen Arterien oder Venen. Überlegungen, dass die Effekte von NO-Donoren sich hauptsächlich in großen Gefäßen auswirken, werden unterstützt von Ergebnissen anderer Autoren (Ahlner et al. 1991, Mülsch et al. 1995). Diese Überlegung stimmt überein mit unseren physiologischen und morphologischen Beobachtungen. In unseren Untersuchungen an der thorakalen Aorta unter In-vitro-Bedingungen haben wir gefunden, dass die Acetylcholin-induzierte Relaxation in der Gruppe von Tieren, die mit L-NAME behandelt wurden, signifikant abnahm im Vergleich zur Kontrollgruppe. Die gleichzeitige Behandlung mit PETN schützte die Arterienwand gegen den L-NAME erzeugten Effekt. Am Ende des Experimentes waren keine Unterschiede in der PETN-Gruppe im Vergleich zur Kontrollgruppe aufgetreten. Es ist unklar, welcher Mechanismus verantwortlich ist für den Erhalt der Acetylcholin induzierten Relaxation in der PETN-Gruppe. Wir glauben, dass in den endothelialen Zellen zwei Modelle der NO-Freisetzung über die NO-Synthase vorhanden sind. Wir nehmen an, dass unter physiologischen Bedingungen die basale Freisetzung von NO über eine Freisetzung von NO über die vaskulären endothelialen Zellen erfolgt. Wenn diese basale Stickstoffmonoxid-Freisetzung blockiert wird durch die In-vivo-Gabe eines NO-Synthase-Hemmers (e.g. L-NAME), erfolgt ein signifikanter Anstieg des systolischen Blutdrucks. Ein anderes Modell ist die durch Agonisten stimulierte Stickstoffmonoxidfreisetzung. Diese erfolgt nach Stimulation durch eine Vielzahl exogener endothelabhängiger Dilatatoren inkl. Acetylcholin (ACh), Histamin, Clonidin etc. Daher stellen wir die Hypothese auf, dass die Acetylcholin-stimulierte Stickstoffmonoxid-Freisetzung möglicherweise nicht gestört ist, da PETN die endothelabhängige Relaxation in der thorakalen Aorta wiederherstellte. Eine andere Erklärung scheint auch möglich zu sein, nämlich, dass ACh selbst einen Beitrag in der Aktivierung von cGMP-Synthese in den vaskulären glatten Muskelzellen leistet.

Die morphologischen Untersuchungen ergaben, dass in den Gruppe der L-NAME behandelten Ratten alle drei untersuchten Arterien eine Vielzahl morphologischer Veränderungen aufwies: Zunahme der arteriellen Wanddicke, Zunahme des Verhältnisses Dicke/Innendurchmesser und Zunahme der crosssektionalen Areale. Das bedeutet, dass L-NAME signifikant einen Anstieg der arteriellen Wandmasse induziert. Ähnliche Ergebnisse haben wir auch in unseren früheren Experimenten gefunden. Die Mehrzahl der Studien, welche einen NO-Synthase-Inhibitor in vergleichbaren Dosen und vergleichbaren Zeitdauern applizierten, kamen zu ähnlichen Ergebnissen. Diese Befunde korrespondieren mit der allgemein anerkannten Meinung, dass NO die proliferative Aktivität in verschiedenen Zellen vermindert, insbesondere in den glatten Muskelzellen (Garg und Hassid 1989, Nakaki et al. 1990, Arnal et al. 1994, Cornwell et al. 1994). Es war daher gerechtfertigt, zu erwarten, dass NO-Defizite einen gegenteiligen Effekt haben könnten. Die Langzeitgabe von L-NAME zusammen mit PETN unterstützen diese Überlegung. Alle von uns in den drei Arterien untersuchten Parameter waren signifikant vermindert. Wir glauben, dass die NO-Freisetzung durch PETN einen antiproliferativen Effekt auf die glatten Muskelzellen der Arterienwände hat. Die Abnahme des Blutdruckes, auch wenn sie nicht ausgeprägt, jedoch signifikant ist, könnte natürlich an sich auch eine wichtige Rolle spielen. Sie könnte in Synergie mit NO den antiproliferativen Effekt auf die arteriellen Gefäßwände verstärken. Nichtsdestotrotz ist es notwendig, daran zu erinnern, dass die arterielle Wanddicke nicht nur durch zelluläre Komponenten bedingt ist, wie beispielsweise die Endothelial- und glatten Muskelzellen. In diesem Prozess könnte natürlich auch die extrazelluläre Matrix eine wichtige Rolle spielen. In unseren vorangegangenen Studien haben wir gefunden, dass die Zunahme der arteriellen Wandmasse nach L-NAME-Gabe zurückgeführt werden kann auf beide Anteile der arteriellen Gefäßwandung, nämlich den zellulären (Endothelialzellen und glatte Muskelzellen) Anteil einerseits und der extrazellulären Matrix andererseits. Allerdings weisen die Ergebnisse darauf hin, dass die Zunahme der nicht zellulären Komponenten der tunica media wohl einen stärken Beitrag zur Entwicklung der Wanddicke leisten (Kristek et al. 1996). Andererseits bleibt es eine unbeantwortete Frage, welcher Teil der Arterienwandung präferenziell durch PETN-Behandlung beeinflusst werden kann.

Auf der Basis der hier präsentierten Befunde können wir zusammenfassen, dass die Langzeitgabe von NO-Synthase-Inhibitoren einen kontinuierlichen Anstieg des Blutdruckes provoziert. Gleichzeitig nimmt die Herzfrequenz und die endothelabhängige Relaxation der thorakalen Aorta ab während die arterielle Wanddicke in der thorakalen Aorta, in den Carotiden und in der Koronararterie zunimmt. Die gleichzeitige Gabe des exogenen NO-Donators PETN führt zu einem günstigen Effekt auf alle diese untersuchten Parameter.

Zusammenfassend glauben wir, dass PETN eine wichtige Rolle in der Entwicklung von vaskulären funktionalen und strukturellen Veränderungen spielt, die assoziiert sind mit einer NO-defizienten Hypertension. PETN könnte daher eine wichtige therapeutische Rolle in der Prävention von diesen pathologischen Veränderungen im kardiovaskulären System spielen.

▪ **Danksagung.** Die Autoren möchten Mr. Marek Danay für seine praktische Unterstützung danken. Diese Untersuchung wurde unterstützt durch Slovakofarma, Joint Stock Company, Hlohovec, Slovak Republic.

3.6 Literatur

Ahlner J, Andersson RGG, Torfgard K, Axelsson KL (1991) Organic nitrate esters: Clinical use and mechanisms of actions. Pharmacol Rev 43:351–423

Arnal JF, Yamin J, Dockery S, Harrison DG (1994) Regulation of endothelial nitric oxide synthase mRNA, protein, and activity during cell growth. Am J Physiol 267:C1381–C1388

Arnal JF, El Amrani AI, Chatelier G, Menard J, Michel JB (1993) Cardiac weight in hypertension induced by nitric oxide synthase blockade. Hypertension 22:380–387

Baylis C, Mitruka B, Deng A (1992) Chronic blockade of nitric oxide synthesis in the rat produces systemic hypertension and glomerular damage. J Clin Invest 90:278–281

Bredt DS, Hwang PM, Snyder SH (1990) Localization of nitric oxide synthase indicating a neural role for nitric oxide. Nature 347:768–770

Cornwell TL, Arnold E, Boerth NJ, Lincoln TM (1994) Inhibition of smooth muscle growth by nitric oxide and activation of cAMP-dependent protein kinase by cGMP. Am J Physiol 267:C1405–C1413

Davidson IWF, Miller HS Jr, DiCarlo FJ (1970) Absorption, excretion and metabolism of pentaerythritol tetranitrate by humans. J Pharmacol Exp Ther 175:42–50

Delacretaz E, Hayoz D, Osterheld MC, Genton CY, Brunner HR, Waeber B (1994) Long-term nitric oxide synthase inhibition and distensibility of carotid artery in intact rats. Hypertension 23:967–970

Dikalov S, Fink B, Skatchkov M, Stalleicken D, Bassenge E (1998) Formation of reactive oxygen species by pentaerithrityltetranitrate and glyceryl trinitrate in vitro and development of nitrate tolerance. J Pharmacol Exp Ther 286:938–944

Dikalov S, Fink B, Skatchkov M, Bassenge E (1999) Comparison of glycerol trinitrate-induced with pentaerythrityl tetranitrate-induced in vivo formation of superoxide radicals: effect of vitamin C. Free Radical Biol Med 27:170–176

Dück KD, Richard F (1990) Langzeitnitrattherapie bei Koronarer Herzkrankheit – Wirkungsverlust durch Toleranzentwicklung? (Long-term therapy of coronary artery disease – loss of efficacy through development of tolerance?). Z Gesamte Inn Med 24:736–741

Feelisch M (1998) The use of nitric oxide donors in pharmacological studies. Naunyn-Schmiedeberg's Arch Pharmacol 358:113–122

Fink B, Bassenge E (1997) Unexpected, tolerance-devoid vasomotor and platelet actions of pentaerythrityl tetranitrate. J Cardiovasc Pharmacol 30:831–836

Garg UC, Hassid A (1989) Nitric oxide generating vasodilators and 8-bromo cyclic GMP inhibit mitogenesis and proliferation of cultred rat vascular smooth muscle cells. J Clin Invest 83:1774–1777

Gerová M, Mesároš Š, Kristek F, Kittová M, Malinski T (1998) NO concentration in the periendothelial area of the femoral artery of the dog measured in vivo. Physiol Res 47:169–175

Hering C (1849) Glonoine, a new medicine for headache etc. Am J Homeopathy 4:3

Hinz B, Kuntze U, Schröder H (1998) Pentaerithrityl tetranitrate and its phase I metabolites are potent activators of cellular cyclic GMP accumulation. Biochem Biophys Res Commun 253:658–661

Jover B, Herizi A, Ventre F, Dupont M, Mimran A (1993) Sodium and angiotensin in hypertension induced by long-term nitric oxide blockade. Hypertension 21:944–948

Kojda G, Stein D, Kottenberg E, Schnaith EM, Noack E (1995) In vivo effects of pentaerythrityl-tetranitrate and isosorbide-5-mononitrate on the development of atherosclerosis and endothelial dysfunction in cholesterol-fed rabbits. J Cardiovasc Pharmacol 25:763–773

Kristek F, Gerová M, Devát L, Varga I (1995) Cardiac hypertrophy and vascular remodelling in NO-deficient hypertension. Endothelium 3 (Suppl):94

Kristek F, Gerová M, Devát L, Varga I (1996) Remodelling of septal branch of coronary artery and carotid artery in L-NAME treated rats. Physiol Res 45:329–333

Kristek F, Gerová M (1996) Long-term NO synthase inhibition affects heart weight and geometry of coronary and carotid arteries. Physiol Res 45:361–367

Kristek F (2000) Pentaerythrityl tetranitrate attenuates structural changes in conduit arteries evoked by long-term NO-synthase inhibition. Br J Pharmacol 130:450–456

Matsuoka H, Itoh S, Kimoto M, Kohno K, Tamai O, Wada Y, Yasukawa H, Iwami G, Okuda S, Imaizumi T (1997) Asymmetrical dimethylarginine, and endogenous nitric oxide synthase inhibitor, in experimental hypertension. Hypertension 29:242–247

Mittal CK, Murad F (1982) Guanylate cyclase: Regulation of cyclic GMP metabolism. In: Nathanson JA, Kebabian JW (eds) Cyclic nucleotides I. Springer, Berlin Heidelberg New York, pp 225–260

Moncada S (1992) The L-arginine: nitric oxide pathway. Acta Physiol Scand 145:201–227

Moreno H Jr, Pioversan Nathan L, Pereira Costa SK, Metze K, Antunes E, Zatz R, De Nucci G (1995) Enalapril does not prevent the myocardial ischemia caused by the chronic inhibition of nitric oxide synthesis. Eur J Pharmacol 287:93–96

Mülsch A, Mordvintcev P, Bassenge E, Jung F, Clement B, Busse R (1995) In vivo spin tripping of glyceryl trinitrate-derived nitric oxide in rabbit blood vessels and organs. Circulation 92:1876–1882

Münzel T, Sayegh H, Freeman BA, Tarpey M, Harrison GD (1995) Evidence for enhanced vascular superoxide anion production in nitrate tolerance. J Clin Invest 95:187–194

Murrel W (1878) Nitro-glycerine as a remedy for angina pectoris. Lancet 1:80–81

Nakaki T, Nakayama M, Kato R (1990) Inhibition by nitric oxide and nitric oxide-producing vasodilators of DNA synthesis in vascular smooth muscle cells. Eur J Pharmacol 189:347–353

Oberle S, Schwartz P, Abate A, Schröder H (1999) The antioxidant defense protein ferritin is a novel and specific target for pentaerythrityl tetranitrate in endothelial cells. Biochem Biophys Res Commun 261:28–34

Palmer RMJ, Ashton DS, Moncada S (1988) Vascular endothelial cells synthetize nitric oxide from L-arginine. Nature 333:664–666

Pecháňová O, Bernátová I, Pelouch V, Babál P (1999) L-NAME-induced protein remodeling and fibrosis in the rat heart. Physiol Res 48:353–362

Rees DD, Palmer RMJ, Schultz R, Hodson HF, Moncada S (1990) Characterization of three inhibitors of endothelial nitric oxide synthase in vitro and in vivo. Br J Pharm 101:746–752

Ribeiro MO, Antunes E, De Nucci G, Lovisolo SM, Zatz R (1992) Chronic inhibition of nitric oxide do not elicit an acute negative inotropic effect in unstimulated cardiac muscle. Circ Res 75:692–700

Schultz KD, Schultz K, Schultz G (1997) Sodium nitroprusside and other smooth muscle relaxants increase cyclic GMP levels in rat ductus deferens. Nature 265:750–751

Török J, Kristek F (2001) Functional and morphological pattern of vascular responses in two models of experimental hypertension. J Exp Clin Cardiol 6:142–148

Török J, Kristek F (2002) Beneficial effect of pentaerythrityl tetranitrate on functional and morphological changes in the rat thoracic aorta evoked by long-term nitric oxide synthase inhibition. Vasc Pharmacol 38:177–182

Tribulová N, Okruhlicová Ľ, Bernátová I, Pecháňová O (2000) Chronic disturbances in NO production results in histochemical and subcellular alterations of the rat heart. Physiol Res 49:77–88

Vallance P, Leone A, Calver A, Collier J, Moncada S (1992) Accumulation of an endogenous inhibitor of nitric oxide synthesis in chronic renal failure. Lancet 339:572–575

4 Aktivierung der endothelialen Proliferation und Regeneration durch Pentaerithrityltetranitrat (PETN)*: Funktionelle Konsequenz der Induktion von Hämoxygenase-1

STEFANIE OBERLE-PLÜMPE, AIDA ABATE, PHYLLIS A. DENNERY,
H. J. VREMAN, H. T. SCHNEIDER, D. STALLEICKEN, H. SCHRÖDER

4.1 Einleitung

Bis vor kurzem galt Ferritin als ein Protein, dessen Hauptfunktion in der Speicherung von Eisen liegt und dem ansonsten keine Bedeutung als potentieller Wirkort von Arzneistoffen zukommt. Verschiedene Studien, auch aus unserer Gruppe [1, 9, 17–19], haben aber gezeigt, dass Ferritin bzw. neu synthetisiertes eisenfreies Apoferritin eine Schlüsselfunktion als endogener „iron scavenger" mit cytoprotektiven Eigenschaften besitzt. Ferritin fungiert dabei als antioxidatives Protein, das dem Prozess der Sauerstoffradikalbildung die als Katalysator essentiellen, freien cytosolischen Eisenionen (Fenton-Chemie) rasch und dauerhaft entzieht. Ferritin erhöht dadurch die Resistenz des Gewebes gegenüber zellschädigenden Einflüssen wie aktivierten Neutrophilen, Wasserstoffsuperoxid oder oxidiertem Low-density-Lipoprotein [1, 6, 17, 18]. Auch klinische Studien weisen darauf hin, dass hohe zelluläre Eisenspiegel oxidativen Stress verursachen und ein koronares Risiko darstellen [26, 30, 31]. Eine Steigerung katalytisch aktiven Eisens gefolgt von vermehrter Ferritinexpression wurde außerdem von verschiedenen Autoren in atherosklerotischen Gefäßläsionen bei Patienten mit koronarer Herzkrankheit beschrieben, ein Befund, der die In-vivo-Relevanz dieses antioxidativen Stoffwechselwegs unterstreicht [8, 22, 28].

Vor dem Hintergrund dieser Ergebnisse erscheint eine pharmakologisch herbeigeführte Induktion des Ferritingens als denkbare therapeutische Strategie zur Sequestrierung von cytotoxisch wirksamem Eisen und damit zur Vermeidung und/oder unterstützenden Behandlung kardiovaskulärer und anderer Erkrankungen, bei denen oxidativer Stress eine pathogenetische Rolle spielt.

Die Induktion von Ferritin geht in vielen Fällen mit einer gesteigerten Expression der Hämoxygenase-1 (HO-1) einher (20). Bilirubin und Carbonmonoxid (CO) sind funktionell bedeutsame Produkte der HO-1, die zellpro-

---

* Handelsname: Pentalong®

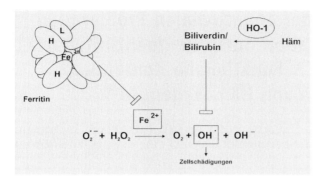

Abb. 1. Ferritin und Hämoxygenase-1 (HO-1) als Proteine mit antioxidativen Stoffwechselleistungen

tektive, antioxidative und (im Falle von CO) vasodilatatorische Effekte vermitteln [13, 20, 21]. Daher gilt neben dem Ferritin auch die HO-1 als potentielle Zielstruktur bei der Entwicklung von Therapiekonzepten für die Atherosklerose (Abb. 1).

Der Stickstoffmonoxid(NO)-Donor Pentaerithrityltetranitrat (PETN) besitzt als Langzeitnitrat antiischämische und vasodilatierende Wirkung. PETN hat darüber hinaus Substanzeigenschaften, die dem Funktionsprofil des Ferritins und der HO-1 ähneln: PETN induziert antiatherogene und antioxidative Effekte, wobei die verantwortlichen zellulären Mechanismen bisher nicht geklärt werden konnten [3, 11, 12)]. Da endogenes NO derzeit als potentieller Regulator der Ferritinexpression diskutiert wird [4–6, 10, 18, 33], wurde in dieser Studie der Frage nachgegangen, ob PETN und seine Metabolite in der Lage sind, die Expression von Ferritin und der HO-1 zu modulieren. Darüber hinaus sollten in dieser Studie endothelprotektive Effekte von PETN als mögliche Konsequenz einer Aktivierung antioxidativer Gene erfasst werden.

4.2 Methoden

Als Untersuchungsmodell dienten Endothelzellen aus der Schweineaorta, die, wie in einer früheren Arbeit beschrieben, präpariert und kultiviert wurden [18]. Einige Messungen (HO-1-Expression) erfolgten in humanen Endothelzellen aus der Nabelschnurvene (Zelllinie ECV304 der European Collection of Cell Cultures). Nach Erreichen der Konfluenz wurden die Zellen 24 h in Gegenwart von PETN oder anderen NO-Donoren inkubiert. Die intrazelluläre Expression des Ferritinproteins wurde mit Hilfe der Western-blot-Technik über ein gekoppeltes Chemiluminiszenz-Detektionssystems gemessen und videodensitometrisch quantifiziert [17, 18]. Über eine ebenfalls Chemiluminiszenz-gekoppelte Northern-blot-Analyse wurde die mRNA-Expression der HO-1 nach einer 6-stündigen Inkubation der Zellen mit PETN oder anderen

NO-Donoren bestimmt (unter Verwendung einer HO-1-cDNA-Sonde von Dr. Rex M. Tyrrell, School of Pharmacy and Pharmacology, University of Bath, U.K.; s. [8]). Die Messung der Hämoxygenase-Aktivität erfolgte über die Quantifizierung des aus Häm gebildeten Bilirubins und CO [13, 15, 23, 24]. Cytotoxische bzw. cytoprotektive Effekte wurden mit Hilfe eines colorimetrischen Viabilitäts-Assays unter Verwendung von Endothelzellkulturen in Mikrotiterschalen charakterisiert [17–19, 23, 24].

4.3 Ergebnisse

PETN (1–100 µM) induzierte die endotheliale Synthese des Ferritinproteins konzentrationsabhängig bis zum 4fachen des Basalwerts (Abb. 2). Auch der Phase-I-Metabolit Pentaerithrityltrinitrat (PETriN) erwies sich als potenter Ferritininduktor (5fache Steigerung der Ferritinspiegel bei 100 µM, Abb. 3). Demgegenüber blieben die Langzeitnitrate Isosorbiddinitrat (ISDN) und Isosorbidmononitrat (ISMN) unter diesen Bedingungen wirkungslos (Abb. 4). PETriN stimulierte sowohl die endotheliale Expression der HO-1 (Abb. 5) als auch die Bildung des Hämoxygenase-Metaboliten Bilirubin (Abb. 6). Nach Vorbehandlung mit PETriN war die Sensibilität der Endothelzellen gegenüber oxidativem Stress deutlich herabgesetzt bzw. die Anzahl überlebender Zellen entsprechend erhöht (Abb. 7). ISDN war unter diesen Bedingungen ohne protektiven Effekt (Abb. 7), während eisenfreies Apoferritin eine dem PETriN vergleichbare endothelschützende Wirkung zeigte (Abb. 8). Alle gezeigten Daten stammen aus repräsentativen Experimenten, die mindestens dreimal mit ähnlichen Resultaten durchgeführt wurden.

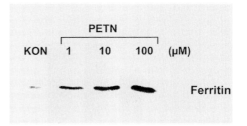

Abb. 2. Effekt von Pentaerithrityltetranitrat (PETN) in verschiedenen Konzentrationen auf die Expression des Ferritinproteins in Endothelzellen (KON, Kontrolle). Nach [19 a]

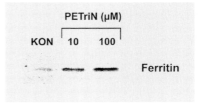

Abb. 3. Effekt von Pentaerithrityltrinitrat (PETriN) in verschiedenen Konzentrationen auf die Expression des Ferritinproteins in Endothelzellen (KON, Kontrolle). Nach [19 a]

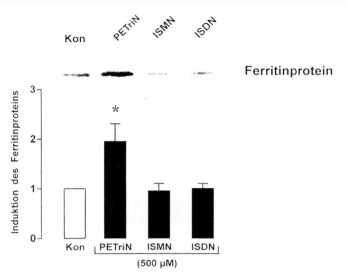

Abb. 4. Effekt von Pentaerithrityltrinitrat (PETriN), Isosorbidmononitrat (ISMN) und Isosorbiddinitrat (ISDN) auf die Expression des Ferritinproteins in Endothelzellen (KON, Kontrolle). * $p < 0,05$ im Vergleich zur Kontrolle. Nach [19a]

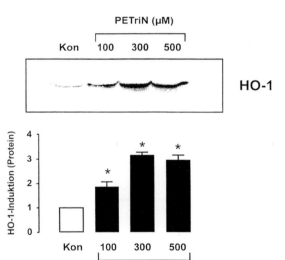

Abb. 5. Effekt von Pentaerithrityltrini-trat (PETriN) in verschiedenen Konzen-trationen auf die Proteinexpression der Hämoxygenase-1 (HO-1) in Endo-thelzellen (Kon, Kontrolle). * $p < 0,05$ im Vergleich zur Kontrolle. Nach [19b]

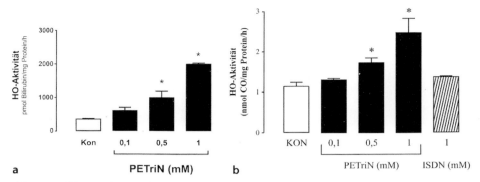

Abb. 6. a Effekt von Pentaerithrityltrinitrat (PETriN) in verschiedenen Konzentrationen auf die enzymatische Aktivität der Hämoxygenase (HO) in Endothelzellen, gemessen als Bilirubin (Kon, Kontrolle). **b** Effekt von Pentaerithrityltrinitrat (PETriN) in verschiedenen Konzentrationen und Isosorbiddinitrat (ISDN) auf die enzymatische Aktivität der Hämoxygenase (HO) in Endothelzellen, gemessen als Carbonmonoxid (Kon, Kontrolle). * $p < 0{,}05$ im Vergleich zur Kontrolle. Nach [19 b]

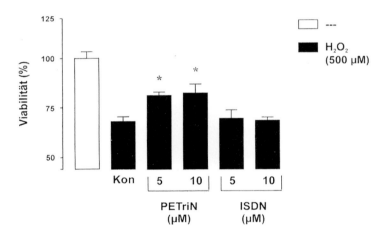

Abb. 7. Effekt von Pentaerithrityltrinitrat (PETriN) in verschiedenen Konzentrationen und Isosorbiddinitrat (ISDN) auf die Wasserstoffperoxid(H_2O_2)-vermittelte Toxizität in Endothelzellen (Kon, Kontrolle). * $p < 0{,}05$ im Vergleich zur Kontrolle. Nach [19 b]

4.4 Diskussion

Die vorliegenden Ergebnisse zeigen, dass PETN und sein aktiver Metabolit PETriN die endotheliale Expression von Ferritin und HO-1 stimulieren. Ferritin ist ein endogenes Antioxidans, das dem Prozess der Sauerstoffradikalbildung die als Katalysator essentiellen freien Eisenionen des Cytosols entzieht [1, 8, 17, 18]. Eine vermehrte Ferritinexpression oder auch exogen zugeführtes eisenfreies Apoferritin reduzieren die zelluläre Sensibilität gegenüber oxidativem Stress in vitro und in vivo [16, 32]. Da prooxidative Prozesse

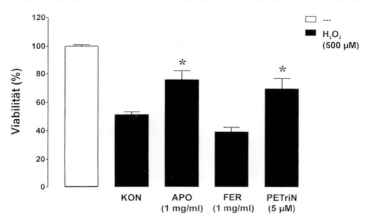

Abb. 8. Apoferritin (APO) und Pentaerithrityltrinitrat (PETriN), aber nicht eisengesättigtes Ferritin (FER) schützen Endothelzellen vor oxidativem Stress (H_2O_2, Wasserstoffperoxid)

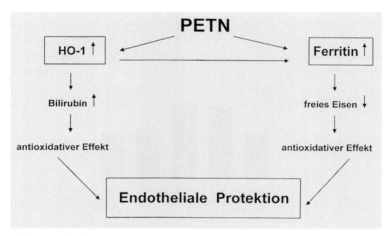

Abb. 9. Endotheliale Protektion durch Pentaerithrityltetranitrat: Funktionelle Konsequenz der Induktion von Ferritin und Hämoxygenase-1 (HO-1)

ursächlich an der Pathogenese der Atherosklerose beteiligt sind, gilt Ferritin auch als antiatherogenes Protein des Endothels [1, 17].

Gleichzeitig führte die Inkubation der Endothelzellen mit PETriN zu einer deutlichen Stimulation der HO-1-Expression. Es wurde eine vermehrte Bildung der HO-1-Produkte Bilirubin und CO beobachtet. Neuere experimentelle und epidemiologische Studien belegen, dass Bilirubin funktionell als endogenes Antioxidans wirkt und zu einer Senkung des koronaren Risikos führt [7, 14, 15, 23, 24]. CO hat nicht nur vasodilatierende Eigenschaften (s. unten), sondern induziert darüber hinaus anti-inflammatorische und anti-apoptotische Effekte im Endothel [2, 20, 21, 27]. Demnach kommt auch dem

HO-1-Produkt CO eine zentrale Bedeutung bei der Vermittlung vasoprotektiver Effekte zu.

Als funktionelle Konsequenz der geninduzierenden Effekte von PETN und PETriN wurde eine reduzierte Empfindlichkeit des Endothels gegenüber oxidativem Stress beobachtet. Diese endothelprotektive Wirkung war unter den gewählten Bedingungen spezifisch für PETriN. Während Apoferritin eine vergleichbare antioxidative Schutzwirkung zeigte, blieb ein weiteres Langzeitnitrat (ISDN) ebenso wie sein Metabolit Isosorbidmononitrat (ISMM) ohne Einfluss auf die durch Sauerstoffradikale induzierte Endothelläsion.

Ferritin und das HO-1/CO/Bilirubin-System sind nach unseren Befunden bisher nicht bekannte intrazelluläre Zielstrukturen von PETN und kommen daher als Mediatoren der antiatherogenen Wirkung von PETN in Frage. Bei der In-vivo-Prävention von Atherosklerose erweisen sich nämlich die Isosorbidnitrate ISDN und ISMN im Gegensatz zu PETN und in Übereinstimmung mit unseren Daten zur Ferritininduktion als wirkungslos [12]. In jüngster Zeit wurde über eine Reduzierung der altersabhängigen vaskulären Sauerstoffradikalbildung bei Ratten nach mehrmonatiger Gabe von PETN berichtet [11]. Dieser erst mit zeitlicher Verzögerung auftretende antioxidative Effekt könnte ebenfalls mit einer Aktivierung langfristiger endogener Prozesse wie der Induktion von Ferritin oder HO-1 erklärt werden.

Eine weitere Folge gesteigerter Hämoxygenase-Aktivität ist die bereits erwähnte Synthese von CO. CO kann über eine Aktivierung der löslichen Guanylylcyclase vasodilatierende Effekte ausüben [13, 15, 29]. Fortgesetzte Gabe von PETN führt im Gegensatz zu anderen organischen Nitraten nicht zu einem allmählichen Wirkungsverlust bzw. Toleranz, einem klinisch relevanten Phänomen, das auf nitratinduzierten oxidativen Stress im vaskulären Gewebe zurückgeführt wird [3, 12]. Das Ausbleiben von Toleranz bei PETN könnte daher auf seine im Vergleich zu anderen Nitraten stark ausgeprägte Fähigkeit zur Induktion antioxidativer Stoffwechselwege zurückgeführt werden. Darüber hinaus wäre mit CO ein durch PETN induzierbarer Metabolit gegeben, der zusätzlich gefäßerweiternde Wirkung zeigt und somit die vaskulären Effekte von NO verstärken könnte.

4.5 Zusammenfassung

Unsere Ergebnisse zeigen, dass PETN und sein Metabolit PETriN die Expression endogener antioxidativer Stoffwechselwege stimulieren und als funktionelle Konsequenz die Sensibilität des Endothels gegenüber oxidativem Stress herabsetzen. Die Induktion von Ferritin und der HO-1 sowie die vermehrte Bildung von Bilirubin und CO könnten das spezifische antiatherogene und antioxidative Wirkprofil von PETN erklären, aber auch zur toleranzfreien Vasodilatation durch PETN beitragen.

4.6 Literatur

1. Balla G, Jacob HS, Balla J, Rosenberg M, Nath K, Apple F, Eaton JW, Vercellotti GM (1992) Ferritin: A cytoprotective antioxidant strategem of endothelium. J Biol Chem 267:18148–18153
2. Brouard S, Otterbein LE, Anrather J, Tobiasch E, Bach FH, Choi AMK, Soares MP (2000) Carbon monoxide generated by heme oxygenase 1 suppresses endothelial cell apoptosis. J Exp Med 192:1015–1025
3. Dikalov S, Fink B, Skatchkov M, Stalleicken D, Bassenge E (1998) Formation of reactive oxygen species by pentaerithrityltetranitrate and glyceryl trinitrate in vitro and development of nitrate tolerance. J Pharmacol Exp Ther 286:938–944
4. Durante W, Kroll MH, Christodoulides N, Peyton KJ, Schafer AI (1997) Nitric oxide induces heme oxygenase-1 gene expression and carbon monoxide production in vascular smooth muscle cells. Circ Res 80:557–564
5. Eisenstein RS, Garcia-Mayol D, Pettingell W, Munro-HN (1991) Regulation of ferritin and heme oxygenase synthesis in rat fibroblasts by different forms of iron. Proc Natl Acad Sci USA 88:688–692
6. Harrison PM, Arosio P (1996) The ferritins: Molecular properties, iron storage function and cellular regulation. Biochim Biophys Acta 1275:161–203
7. Hopkins PN, Wu LL, Hunt SC, James BC, Vincent GM, Williams RR (1996) Higher serum bilirubin is associated with decreased risk for early familial coronary artery disease. Arterioscler Thromb Vasc Biol 16:250–255
8. Juckett MB, Balla J, Balla G, Jessurun J, Jacob HS, Vercellotti GM (1995) Ferritin protects endothelial cells from oxidized low density lipoprotein in vitro. Am J Pathol 147:782–789
9. Keyse SM, Tyrrell RM (1989) Heme oxygenase is the major 32-kDa stress protein induced in human skin fibroblasts by UVA radiation, hydrogen peroxide, and sodium arsenite. Proc Natl Acad Sci USA 86:99–103
10. Kim YM, Bergonia H, Lancaster JR Jr (1995) Nitrogen oxide-induced autoprotection in isolated rat hepatocytes. FEBS Lett 374:228–232
11. Kojda G, Hacker A, Noack E (1998) Effects of nonintermittent treatment of rabbits with pentaerythritol tetranitrate on vascular reactivity and superoxide production. Eur J Pharmacol 355:23–31
12. Kojda G, Stein D, Kottenberg E, Schnaith EM, Noack E (1995) In vivo effects of pentaerythrityl-tetranitrate and isosorbide-5-mononitrate on the development of atherosclerosis and endothelial dysfunction in cholesterol-fed rabbits. J Cardiovasc Pharmacol 25:763–773
13. Maines MD (1997) The heme oxygenase system: A regulator of second messenger gases. Annu Rev Pharmacol Toxicol 37:517–554
14. Mayer M (2000) Association of serum bilirubin concentration with risk of coronary artery disease. Clin Chem 46:1723–1727
15. Motterlini R, Foresti R, Intaglietta M, Winslow RM (1996) NO-mediated activation of heme oxygenase: Endogenous cytoprotection against oxidative stress to endothelium. Am J Physiol 270:H107–H114
16. Nath KA, Balla G, Vercellotti GM, Balla J, Jacob HS, Levitt MD, Rosenberg ME (1992) Induction of heme oxygenase is a rapid, protective response in rhabdomyolysis in the rat. J Clin Invest 90:267–270
17. Oberle S, Polte T, Abate A, Podhaisky H-P, Schröder H (1998) Aspirin increases ferritin synthesis in endothelial cells: a novel antioxidant pathway. Circ Res 82: 1016–1020

18. Oberle S, Schröder H (1997) Ferritin may mediate SIN-1-induced protection against oxidative stress. Nitric Oxide Biol Chem (Arch Biochem Biophys Part B) 1:308–314

19a. Oberle S, Schwartz P, Abate A, Schröder H (1999) The antioxidant defense protein ferritin is a novel and specific target for pentaerithrityl tetranitrate. Biochem Biophys Res Commun 261:28–34

19b. Oberle S, Abate A, Grosser N, Vreman HJ, Dennery PA, Schneider HT, Stalleicken D, Schröder H (2002) Heme oxygenase-1 induction may explain the antioxidant profile of pentaerythrityl trinitrate. Biochem Biophys Res Commun 290:1539–1544

20. Otterbein LE, Choi AMK (2000) Heme oxygenase: colors of defense against cellular stress. Am J Physiol Lung Cell Mol Physiol 279:L1029–L1037

21. Otterbein LE, Bach FH, Alam J, Soares M, Lu HT, Wysk M, Davis RJ, Flavell RA, Choi AMK (2000) Carbon monoxide has anti-inflammatory effects involving the mitogen-activated protein kinase pathway. Nature Med 6:422–428

22. Pang JHS, Jiang MJ, Chen YL, Wang FW, Wang DL, Chu SH, Chau LY (1996) Increased ferritin gene expression in atherosclerotic lesions. J Clin Invest 97: 2204–2212

23. Polte T, Abate A, Dennery PA, Schröder H (2000) Heme oxygenase-1 is a cyclic GMP-inducible endothelial protein and mediates the cytoprotective action of nitric oxide. Arterioscler Thromb Vasc Biol 20:1209–1215

24. Polte T, Hemmerle A, Berndt G, Grosser N, Abate A, Schröder H (2001) Atrial natriuretic peptide reduces cyclosporin toxicity in renal cells: role of cGMP and heme oxygenase-1. Free Radic Biol Med 32:56–63

25. Recalcati S, Taramelli D, Conte D, Cairo G (1998) Nitric oxide-mediated induction of ferritin synthesis in J774 macrophages by inflammatory cytokines: Role of selective iron regulatory protein-2 downregulation. Blood 91:1059–1066

26. Salonen JT, Nyssönen K, Korpela H, Tuomilehto J, Seppänen R, Salonen R (1992) High stored iron levels are associated with excess risk of myocardial infarction in eastern finnish men. Circulation 86:803–811

27. Siow RCM, Sato H, Mann GE (1999) Heme oxygenase carbon monoxide signalling pathway in atherosclerosis: anti-atherogenic actions of bilirubin and carbon monoxide? Cardiovasc Res 41:385–394

28. Smith C, Mitchinson MJ, Aruoma OI, Halliwell B (1992) Stimulation of lipid peroxidation and hydoxyl-radical generation by the contents of human atherosclerotic lesions. Biochem J 286:803–811

29. Stocker R, Yamamoto Y, McDonagh AF, Glazer AN, Ames BN (1987) Bilirubin is an antioxidant of possible physiological importance. Science 235:1043–1046

30. Sullivan JL (1992) Stored iron and ischemic heart disease. Empirical support for a new paradigm. Circulation 86:1036–1037

31. Tzonou A, Lagiou P, Trichopoulou A, Tsoutsos V, Trichopoulos D (1998) Dietary iron and coronary heart disease risk: A study from Greece. Am J Epidemiol 147:161–166

32. Vile GF, Tyrrell RM (1993) Oxidative stress resulting from ultraviolet A irradiation of human skin fibroblasts leads to heme oxygenase-dependent increase in ferritin. J Biol Chem 268:14678–14681

33. Yee EL, Pitt BR, Billiar TR, Kim YM (1996) Effect of nitric oxide on heme metabolism in pulmonary artery endothelial cells. Am J Physiol Lung Cell Mol Physiol 271:L512–L518

5 Nitrate in der Behandlung der pulmonalvenösen Hypertonie

Hintergründe einer Vergleichsstudie zwischen
Pentaerithrityltetranitrat (PETN)* und Placebo
bei Patienten mit pulmonalvenöser Hypertonie

C. A. SCHNEIDER

5.1 Einleitung

Die Erhöhung des Blutdrucks in der Lungenschlagader kann verschiedene Ursachen haben. Die Weltgesundheitsorganisation unterscheidet in fünf verschiedene Klassen: Die pulmonalarterielle Hypertonie im engeren Sinne findet sich zum Beispiel bei der primären Form der pulmonalarteriellen Hypertonie oder im Rahmen von Kollagenerkrankungen. Die pulmonalvenöse Hypertonie ist Folge von Linksherzerkrankungen wie zum Beispiel Mitralstenose oder Herzinsuffizienz. Darüber hinaus wird die pulmonale Hypertonie bei Erkrankungen der Lunge mit und ohne Hypoxämie (COPD) bei direkten Erkrankungen der Lungengefäße (Sarkoidose) oder bei chronisch thrombotisch embolischen Prozessen unterschieden.

Bekannterweise ist die Überlebensrate bei der primären pulmonalen Hypertonie stark eingeschränkt, ältere Daten [1] zeigen, dass bei einer Erhöhung des pulmonalarteriellen Mitteldruckes über 85 mmHg die mediane Überlebensrate nur 10 Monate beträgt. Auch unter modernen Therapiemöglichkeiten wie mit Prostazyklin, Iloprost oder Endothelin 1-Rezeptor-Antagonisten ist die Prognose nicht nachhaltig verbessert worden.

Auch Patienten mit einer pulmonalarteriellen Hypertonie auf dem Boden einer systolischen Herzinsuffizienz haben eine besonders schlechte Prognose. In einer Übersichtsarbeit [2] wurde eine Prävalenz der systolischen Dysfunktion als Ursache der Herzinsuffizienz von ca. 3–4% bevölkerungsweit nachgewiesen. In Zukunft ist zu erwarten, dass die Prävalenz bei alternder Gesellschaft deutlich zunehmen wird. Bereits jetzt stellen alte Menschen über 75 Jahre den Hauptanteil der Patienten dar, die im Krankenhaus wegen Herzinsuffizienz aufgenommen werden. Die Prognose von herzinsuffizienten Patienten ist schlecht. So zeigen epidemiologischen Studien eine Einjahresletalität zwischen 10 und 30% je nach Stadium der Herzinsuffizienz. Beim Nachweis einer Erhöhung des Druckes in der Lungenschlagader ist die Prognose besonders stark eingeschränkt. Eine einfache, nicht invasive Methode eine pulmonalvenöse Hypertonie nachzuweisen stellt die echokardiographische Untersuchung dar. Durch Ermittlung der Flußgeschwindigkeit über der Trikuspidalklappe lässt

---

*Handelsname: Pentalong®

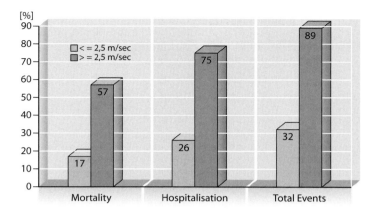

Abb. 1. Herzinsuffiziente Patienten mit einer Flussgeschwindigkeit >2,5 m/sec (Trikuspidalklappe) haben eine deutlich schlechtere Prognose als Patienten mit einer niedrigeren Flussgeschwindigkeit. Aus [3]

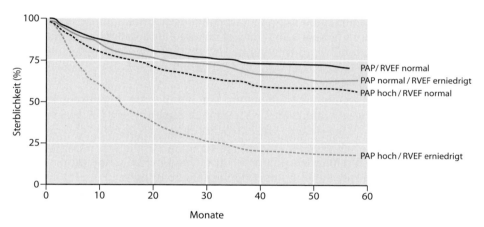

Abb. 2. Herzinsuffiziente Patienten, deren Druck in der Lungenschlagader erhöht ist, und deren rechtsventrikuläre Funktion eingeschränkt ist, haben eine 5 Jahresletalität von ca. 80%. PAP = pulmonary artery pressure, RVEF = right ventricular ejection fraction. Aus [4]

sich der Druck in der Lungenschlagader abschätzen. In einer Arbeit von Abramson [3] wurde die Prognose von Patienten mit pulmonalvenöser Hypertonie untersucht (Abb. 1). Hier konnte gezeigt werden, dass eine Flussbeschleunigung über der Trikuspidalklappe von >2,5 m/s mit einer signifikant erhöhten Sterblichkeit vergesellschaftet war (57% Sterblichkeit innerhalb von 28 Monaten), verglichen mit Patienten, die eine Flussgeschwindigkeit unter 2,5 m/s hatten. Auch die rechtsventrikuläre Funktion bei Patienten mit Herzinsuffizienz scheint ein prognostischer Parameter zu sein. In einer Untersuchung an 377 herzinsuffizienten Patienten [4] wurde dies untersucht (Abb. 2). Bei diesen Patienten, die eine linksventrikuläre Ejektionsfraktion von im Mittel 21% hatten, wurde gezeigt, dass die Sterblichkeit besonders hoch war bei den Patienten, die eine deutliche Erhöhung des Drucks in der Lungenarterie hatten und bei denen die rechtsventrikuläre Ejektionsfraktion vermindert war. Zusammenfassend zeigen diese Daten, dass mittels der Echokardiographie eine Hochrisikogruppe identifiziert werden kann, nämlich solche Patienten, bei denen der Druck in der Lungenschlagader deutlich erhöht ist. Daraus folgert auch, dass diese Patienten besonderer therapeutischer Bemühungen bedürfen, um diese ungünstige Prognose zu verbessern. Zu diesen therapeutischen Bemühungen zählt die standardmäßige Therapie mit Diuretika und ACE-Hemern sowie Betablockern. Seit Jahren ist bekannt, dass Nitrate den Druck in der Lungenschlagader akut senken können. Es ist daher naheliegend zu überlegen, ob nicht Nitrate auch in der Therapie herzinsuffizienter Patienten mit Nachweis eines erhöhten Drucks in der Lungenschlagader herangezogen werden können.

Die Studienlage dazu ist jedoch nicht einheitlich. So konnte gezeigt werden, dass auch bei Patienten, die standardmäßig mit ACE-Hemmern behandelt werden, es unter einer Therapie von ISDN 40 mg alle 6 Stunden zusätzlich zu Captopriltherapie (im Mittel 89 mg) der pulmonalarterielle Druck von im Mittel 38 mmHg auf 33 mmHg für 24 Stunden gesenkt werden konnte [5]. Inwieweit dies für die Langzeittherapie auch gilt, ist unbekannt. Es ist jedoch zu vermuten, dass aufgrund der Entwicklung der Nitrattoleranz keine langfristigen Effekte zu sehen sind. Dass eine Therapie, die darauf abzielt, den Druck in der Lungenschlagader zu verringern, günstig sein könnte, kann aufgrund von Daten von Patienten mit schwerer Herzinsuffizienz, die auf eine Herztransplantationsliste standen, vermutet werden [6]. In dieser Untersuchung mit 60 Patienten, deren mittlere linksventrikuläre Ejektionsfraktion 18% betrug, wurde mittels Rechtsherzkatheter invasiv Herzminutenvolumen sowie Veränderungen des pulmonalarteriellen Druckes bestimmt. Es konnte gezeigt werden, dass bei den Patienten bei denen es gelang, den Druck in der Lungenschlagader deutlich zu senken, die Prognose besser war. In dieser Gruppe verstarben signifikant weniger Patienten, wurden weniger Patienten transplantiert und waren nach 10 Monaten noch mehr am Leben als in der Gruppe, bei denen der Druck in der Lungenschlagader nicht gesenkt werden konnte. Schaut man sich die Daten im Einzelnen an, so findet sich, dass insbesondere in der Gruppe, bei der eine Abnahme des PA-Druckes zu verzeichnen war, die Dosis der Dinitrate signifikant von 113 auf 159 mg gesteigert wurde. Darunter kam es zu einer deutlichen Abnahme des PA-Drucks von im Mittel 57 mmHg auf 37 mmHg und zu einer Zunahme des Cardiac output sowie der linksventrikulären Ejektionsfraktion. Diese Daten werden unterstützt von einer Arbeit von Steimle und Mitarbeitern [7], in der gezeigt wurde, dass die Prognose abhängig war von einer signifikanten Verminderung des PC-Verschlussdruckes auf ≤ 16 mmHg. Diese Daten unterstützen daher die Annahme, dass eine maßgeschneiderte Therapie, die den Druck in der Lungenschlagader und den linksventrikulären enddiastolischen Druck senkt, offensichtlich zu einer Verbesserung der Prognose führt.

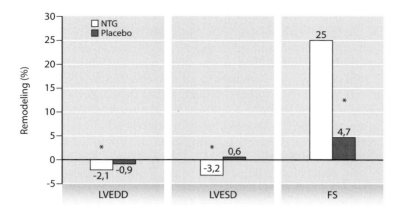

Abb. 3. Unter einer transdermalen Nitroglyzerin-Therapie verbessern sich Parameter des linksventrikulären Remodeling signifikant (Linksventrikulärer enddiastolischer Diameter (LVEDD); linksventrikulärer endsystolischer Diameter (LVESD) fractional shortening (FS)). Aus [8]

Auch die Belastungsdauer wird bei Patienten mit Herzinsuffizienz durch eine Nitrattherapie begleitend zu einer ACE-Hemmertherapie verbessert. So konnte in einer Untersuchung mit 29 herzinsuffizienten Patienten (mittlere Ejektionsfraktion 25%), die für drei Monate mit Placebo oder transdermalem Nitroglycerin (50–100 mg für 12 Stunden) behandelt wurden, gezeigt werden, dass die Belastungsdauer signifikant zunimmt. Unter Placebo war es zu keinen signifikanten Veränderungen gekommen. Ein weiterer interessanter Aspekt der Therapie mit Nitraten bei herzinsuffizienten Patienten wurde 1999 veröffentlicht [8]. In dieser Untersuchung (Abb. 3) von Patienten mit einer linksventrikulären Ejektionsfraktion von 25% konnte gezeigt werden, dass eine dreimonatige Therapie zur Verbesserung von Remodelingparameter führte. Der linksventrikuläre enddiastolische Durchmesser sowie Verkürzungsfraktion verbesserten sich unter dieser Therapie signifikant.

Wir selbst hatten in einer früheren Untersuchung zeigen können [9], dass es unter einer Therapie mit PETN (2×50 mg) zu einer signifikanten Abnahme der Flussgeschwindigkeit kommt. Diese Daten sowie die dargestellten Zusammenhänge machen eine prospektive Untersuchung zu diesem Thema notwendig.

Diese Studie, die den Namen DECREASE-IT trägt, soll bei Patienten mit Herzinsuffizienz der klinischen Stadien II und III und einer nachgewiesenen pulmonalarteriellen Hypertonie – gemessen als Flussbeschleunigung an der Tricuspidalklappe über 2,5 m/s – durchgeführt werden. Als Ausschlußkriterien gelten die Aortenstenose, andere bedeutsame Vitien sowie kongenitale Vitien, ein Blutdruck systolisch unter 90 mmHg, eine bekannte Unverträglichkeit gegen Nitrate sowie eine Therapie mit Sildenafil oder ähnlichen Medikamenten. Diese Studie soll prospektiv randomisiert und doppelblind durchgeführt werden. Dabei wird der Einfluss von PETN in einer Dosis von

3×50 mg versus Placebo getestet. Die Therapiedauer wird 42 Tage betragen, primärer Endpunkt der Studie ist die echokardiographische Bestimmung der Geschwindigkeit an der Trikuspidalklappe zum Tag 0 und 42. Zusätzliche Studienendpunkte werden die Veränderungen des NTproBNP (brain natriuretic peptide) als Maß des Füllungsdruckes in den Kammern sowie der 6 Minuten Gehtest sein. Bei einem erwarteten Unterschied zwischen PETN und Placebo von 10 mmHg und einer Standardabweichung der Messung von 15 mmHg wird bei einem 5% Signifikanzniveau und einer Power von 80% ca. 100 Patienten insgesamt in die Studie eingeschlossen werden. Mit ersten Ergebnissen ist Ende 2004 zu rechnen.

Zusammenfassend lässt sich sagen, dass der Nachweis einer pulmonalen Hypertonie bei Patienten mit Herzinsuffizienz ein Zeichen der schlechten Prognose darstellt. Aus früheren Arbeiten wissen wir, dass Nitrate Hämodynamik, Belastbarkeit sowie linksventrikuläres Remodeling günstig beeinflussen. Problem der zur Anwendung kommenden Nitrate stellen die schlechte Verträglichkeit der Therapie (Kopfschmerzen) sowie die Entwicklung der Nitrattoleranz dar.

Hier bietet PETN ganz klar Vorteile, da PETN gut verträglich ist und keine klinisch relevanten Toleranzentwicklungen zeigt. Wir erwarten daher eine nachhaltige Senkung des Drucks in der Lungenschlagader. Inwieweit dies die Prognose der Patienten verbessern wird, ist zurzeit unklar.

5.2 Literatur

1. D'Alonzo GE, Barst RJ, Ayres SM, Bergofsky EH, Brundage BH, Detre KM, Fishman AP, Goldring RM, Groves BM, Kernis JT et al (1991) Survival in patients with primary pulmonary hypertension. Results from a national prospective registry. Ann Intern Med Sep 1; 115(5):343–349
2. Davies M, Hobbs F, Davis R, Kenkre J, Roalfe AK, Hare R, Wosornu D, Lancashire RJ (2001) Prevalence of left-ventricular systolic dysfunction and heart failure in the Echocardiographic Heart of England Screening study: a population based study. Lancet Aug 11; 358(9280):439–444
3. Abramson SV, Burke JF, Kelly JJ Jr, Kitchen JG 3rd, Dougherty MJ, Yih DF, McGeehin FC 3rd, Shuck JW, Phiambolis TP (1992) Pulmonary hypertension predicts mortality and morbidity in patients with dilated cardiomyopathy. Ann Intern Med Jun 1; 116(11):888–895
4. Ghio S, Gavazzi A, Campana C, Inserra C, Klersy C, Sebastiani R, Arbustini E, Recusani F, Tavazzi L (2001) Independent and additive prognostic value of right ventricular systolic function and pulmonary artery pressure in patients with chronic heart failure. J Am Coll Cardiol Jan; 37(1):183–188
5. Mehra A, Ostrzega E, Shotan A, Johnson JV, Elkayam U (1992) Persistent hemodynamic improvement with short-term nitrate therapy in patients with chronic congestive heart failure already treated with captopril. Am J Cardiol Nov 15; 70(15):1310–1314
6. Levine TB, Levine AB, Goldberg D, Narins B, Goldstein S, Lesch M (1996) Impact of medical therapy on pulmonary hypertension in patients with congestive heart failure awaiting cardiac transplantation. Am J Cardiol Aug 15; 78(4):440–443

7. Steimle AE, Stevenson LW, Chelimsky-Fallick C, Fonarow GC, Hamilton MA, Moriguchi JD, Kartashov A, Tillisch JH (1997) Sustained hemodynamic efficacy of therapy tailored to reduce filling pressures in survivors with advanced heart failure. Circulation Aug 19; 96(4):1165–1172
8. Elkayam U, Johnson JV, Shotan A, Bokhari S, Solodky A, Canetti M, Wani OR, Karaalp IS (1999) Double-blind, placebo-controlled study to evaluate the effect of organic nitrates in patients with chronic heart failure treated with angiotensin-converting enzyme inhibition. Circulation May 25; 99(20):2652–2657
9. Schneider CA, Erdmann E (2003) Nitrattherapie der pulmonalen Hypertonie-Pilotuntersuchung mit Pentaerithrityltetranitrat. In: Mutschler E, Erdmann E, Stalleicken D (Hrsg) Pentaerithrityltetranitrat – Vasoselektivität und therapeutische Perspektiven. Steinkopff, Darmstadt, S 11–20

6 Wirkungen von Pentaerithrityltetranitrat (PETN)* und Glyceroltrinitrat (GTN) auf die endothelabhängige Vasorelaxation: Humanpharmakologische In-vivo-Studie

J. D. PARKER

6.1 Einleitung

Organische Nitrate sind in allen Phasen der Therapie der koronaren Herzkrankheit wirksam, einschließlich stabiler und instabiler Angina pectoris, akutem Myokardinfarkt sowie akuter und chronischer Herzinsuffizienz. Seit mehr als 100 Jahren besitzen die organischen Nitrate einen hohen Stellenwert in der kardiologischen Pharmakotherapie zur symptomatischen Behandlung von Herzkreislauferkrankungen. Als ein nach wie vor ungelöstes klinisches Problem erweist sich die bei Langzeittherapie mit organischen Nitraten auftretende Toleranzentwicklung, d. h. das Nachlassen hämodynamischer und antianginöser Nitrateffekte. Der genaue Mechanismus der Entwicklung einer Nitrattoleranz ist nach wie vor im Detail ungeklärt. Neueste Untersuchungen lassen den Schluss zu, dass für die Toleranzphänomene im Wesentlichen biochemische Prozesse verantwortlich gemacht werden müssen, die die Bioverfügbarkeit von NO reduzieren [22–24]. Die Bioverfügbarkeit von NO wird sehr stark beeinflusst durch die endotheliale und/oder Bildung von Superoxidanionen-Radikalen (O_2^-) in den glatten Muskelzellen [23, 25]. O_2^- wird spontan sehr rasch zu Wasserstoffperoxid und molekularem Sauerstoff umgewandelt. Diese Reaktion wird durch spezifische Enzyme (Superoxiddismutasen, SOD) beschleunigt. Die Superoxidanionenradikale reagieren aber auch mit NO zum ebenfalls sehr kurzlebigen Peroxinitrit (ONO^-). Diese Peroxinitritbildung scheint ein fundamentaler Mechanismus zur Begrenzung der Bioverfügbarkeit des NO zu sein. In tierexperimentellen Studien konnte gezeigt werden, dass eine Langzeitbehandlung mit Glyceroltrinitrat (GTN) zu einer verstärkten Superoxidanionradikal-Produktion führt. Diese verstärkte Superoxidanionbildung reduziert über den Weg der Peroxinitritbildung die Bioverfügbarkeit von NO, so dass den glatten Muskelzellen für eine Relaxation zu wenig Signalmoleküle zur Verfügung stehen [21]. Verantwortlich für die vermehrte Superoxidanionproduktion scheinen membrangebundene NADH-Oxidasen zu sein [23]. Neuere Untersuchungen weisen darauf hin, dass auch die endotheliale NO-Synthase (NOS) an der vermehrten Super-

---

* Handelsname: Pentalong®

oxidproduktion [10, 24] beteiligt ist. Der genaue Mechanismus der NOS-abhängigen Superoxidproduktion ist ungeklärt [10, 26, 24]. Möglicherweise ist hieran eine reduzierte Bioverfügbarkeit von Tetrahydro-Biopterin (H_4B) beteiligt. Tetrahydro-Biopterin ist für die Aktivität aller NO-Synthase essentieller Co-Faktor [10, 24]. Es konnte gezeigt werden, dass durch die Gabe von Tetrahydro-Biopterin die NOS-Dysfunktion verbessert werden kann. Dies gilt für Situationen eines vermehrten oxidativen Stressen wie Hypercholesterinämie, Nikotinabusus und insbesondere Langzeittherapie mit GTN [10, 18, 30].

Für die Folsäure und ihre Derivate konnte gezeigt werden, dass sie die endotheliale Dysfunktion ausgelöst durch Hypercholesterinämie [33], Hyperhomocysteinämie [3] und hochkalorische fettreiche Nahrung [35] günstig beeinflusst. Der Mechanismus von Folsäure konnte noch nicht vollständig aufgeklärt werden. Man nimmt jedoch an, dass Folsäure die Bioverfügbarkeit von Tetrahydro-Biopterin verbessert [29].

In der vorliegenden Studie sollte untersucht werden, ob die beschriebene NOS-Dysfunktion mit der Entwicklung einer Nitrattoleranz assoziiert ist und ob Folsäure das Phänomen der NOS-Dysfunktion einerseits und der Nitrattoleranz andererseits günstig beeinflussen kann.

6.2 Methodik

In die Untersuchung wurden 18 männliche (19–32 Jahre alte) freiwillige Versuchspersonen eingeschlossen. Während der Studie durften die Versuchspersonen keine koffeinhaltigen Getränke oder Nahrungsmittel zu sich nehmen. Darüber hinaus war es insbesondere nicht erlaubt, irgendwelche Medikamente oder vitaminhaltige Nahrungsergänzungsmittel einzunehmen.

Die Studie wurde als doppelblinde randomisierte placebokontrollierte Studie durchgeführt. Die Genehmigung des ethischen Komitees der University of Toronto lag vor. Alle Versuchspersonen unterzeichneten einen informed consent. Nach Screening und Rekrutierung für die Studie wurde der Blutdruck im Stehen und die Herzfrequenz gemessen (automatisches kalibriertes Sphygmomanometer, Criticon Company LLC). Der Mittelwert von 3 Messungen wurde errechnet. Das venöse Blutvolumen im Unterarm wurde nach der von Milone et al. [9, 20] angegebenen Methode bestimmt. Die Unterarmplethysmographie wurde durchgeführt mit einem Hokanson Plethysmograph. Nach Bestimmung der Baseline-Werte erhielten die Versuchspersonen ihre erste Dosierung von GTN als 0,6 mg/h transdermales Pflaster (Transderm Nitro, Ciba Geigy) 3 Stunden später wurden erneut der Blutdruck im Stehen und die Herzfrequenz bestimmt. Am Ende des ersten Studientages wurden die Versuchspersonen doppelblind in 2 Gruppen randomisiert. Die eine Gruppe erhielt Folsäure (10 mg/d po), die andere Gruppe erhielt Placebo. Die Versuchspersonen wurden angehalten, täglich eine Tablette bis zum Ende der Studien einzunehmen. Sie erhielten transdermales GTN 0,6 mg/h für die folgenden 6 Tage und wurden angehalten, das Pflaster kontinuierlich zu tragen und es jeden Morgen um 9.00 Uhr zu wechseln.

Nach 6 Tagen kontinuierlicher Therapie mit GTN und der gleichzeitigen Gabe von Folsäure oder Placebo wurden die Versuchspersonen erneut getestet. Der Blutdruck im Stehen und die Herzfrequenz wurde wie obig beschrieben gemessen. Nach der Cannulierung der Arteria brachialis [9] wurde der Unterarmblutfluss vor und nach Exposition von verschiedenen Pharmaka gemessen. Der endothelabhängige Vasodilator Acetylcholinchlorid (CIBA) wurde in Dosen von 7,5 sowie 15 und 30 µg/min infundiert. Zur Testung der vaskulären Reaktivität auf GTN wurde GTN intraarterial (Sabex Inc) infundiert in Konzentrationen von 11 und 22 nmol/min. Abschließend wurde die FBF-Response auf N-Monomethyl-L-Arginin (L-NMMA; 1, 2 und 4 µmol/min; Clinalfa AG) gemessen. Die Infusionsrate wurde mit Hilfe einer Präzisionspumpe (Harvard apparatus) konstant auf 0,4 mm/min eingestellt. Jede der gewählten Konzentrationen wurden über 5 Minuten infundiert und FBF-Messungen im Verlauf der letzten 2 Minuten durchgeführt. Alle Veränderungen wurden bestimmt als Abweichungen in Prozent vom Basiswert (normale Kochsalzinfusion), die unmittelbar vor jeder Pharmakoinfusion erfolgte. Der intraarterielle Blutdruck wurde nach jeder Infusion aufgezeichnet (Horizon 2000, Mennen Medical Inc). Es wurde der Mittelwert aus mindestens 15 Herzaktionen gebildet. Das Elektrokardiogramm wurde kontinuierlich aufgezeichnet. Zwischen den einzelnen Infusionen der gewählten Pharmaka wurde normale Kochsalzlösung infundiert bis der Blutfluss die baseline-Werte erreicht hatte. Am Ende des Versuches wurde der arterielle Zugang entfernt, sämtliche Studienmedikationen abgesetzt.

Als Kontrollgruppe dienten 9 zusätzliche freiwillige Versuchspersonen, bei denen ebenfalls FBF als Basiswert [27] und als Reaktion auf intraarterielles GTN gemessen wurde. Die Versuchspersonen dieser Gruppe wurden nicht mit transdermalem GTN- und/oder zusätzlicher Folsäure behandelt. Sie erhielten ebenfalls sequenziell eine GTN-Infusion in den Konzentrationen von 11 und 22 nmol/min wie obig beschrieben. Ihre Antwort auf die intraarterielle GTN-Applikation wurde verglichen mit der in den beiden Behandlungsgruppen. Die statistische Analyse erfolgte mit Hilfe von ANOVA für wiederholte Messungen. Für Unterschiede zwischen den Gruppen wurde der zweiseitige ANOVA-Test benutzt. $p < 0,05$ wurde als Grenze für statistische Signifikanz festgelegt. Alle Ergebnisse sind dargestellt als Mittelwert $\pm$ SE.

6.3 Ergebnisse

6.3.1 Folsäure und Homocysteinkonzentrationen

Am Ende der 6-tägigen Behandlung war die Konzentration der Folsäure in den Erythrozyten in der Placebogruppe im Normalbereich (X 1043 $\pm$ 82 nmol/l). Zum selben Zeitpunkt war in der Folsäure behandelten Gruppe die

Folsäurekonzentration in den Erythrozyten in jeder einzelnen Versuchsperson größer als 1500 nmol/l. Das ist die obere Nachweisgrenze für unseren benutzten Essay. Homocysteinkonzentrationen waren in den beiden Behandlungsgruppen signifikant nicht unterschieden (Placebogruppe 7,1 µmol/l; Folsäuregruppe 6,6 µmol/l).

6.3.2 Blutdruck und Herzfrequenz

Zum Zeitpunkt der Rekrutierung und des Einschlusses in die Studie gab es keinen Unterschied zwischen dem Blutdruck im Stehen und der Herzfrequenz zwischen den beiden Gruppen. Verglichen mit den baseline-Werten war in beiden Gruppen der systolische Blutdruck im Stehen 3 Stunden nach der Gabe des ersten Pflasters signifikant erniedrigt. Nach 6-tägiger Behandlung mit transdermalem GTN lag der systolische Blutdruck im Stehen im Bereich der baseline-Werte. Im Gegensatz dazu war in der Folsäuregruppe der systolische Blutdruck verglichen mit den Basiswerten immer noch erniedrigt. Die Herzfrequenz nahm 3 Stunden nach der ersten Gabe von transdermalem GTN in beiden Gruppen ab. Diese Zunahme der Frequenz blieb auch nach 6-tägiger Behandlung in der Folsäuregruppe signifikant erhöht. In der Placebogruppe sank die Herzfrequenz nach 6-tägiger GTN-Behandlung auf die baseline-Werte ab.

Die Werte des FBF waren sowohl vor Beginn der Behandlung als auch nach Beendigung des Versuches in allen Gruppen vergleichbar.

6.3.3 Effekte der Acetylcholininfusion

Der dosisabhängige Anstieg des FBF in Folge der Acetylcholininfusion war in der Placebogruppe nahezu vollständig verglichen mit der Folsäuregruppe

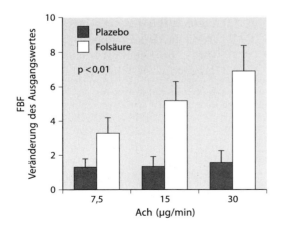

Abb. 1. Wirkung einer Acetylcholininfusion am Ende der Behandlungsphase. Nach [9 b]

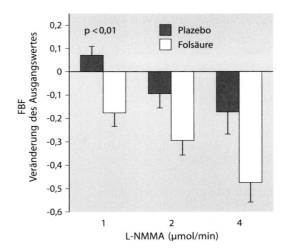

Abb. 2. Effekte einer L-NMMA-Infusion am Ende der Behandlungsphase. Nach [9b]

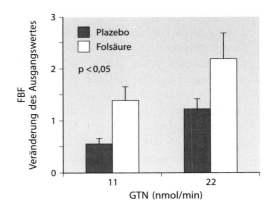

Abb. 3. Effekte einer GTN-Infusion am Ende der Behandlungsphase. Nach [9b]

unterdrückt. Der Anstieg betrug im Maximum 123% gegenüber baseline, während er in der Folsäuregruppe 583% ($p < 0,01$) betrug.

6.3.4 Effekte der L-NMMA-Infusion

In der Placebogruppe führte die Infusion einer niedrigen Konzentration von L-NMMA zu einer geringgradigen Vasodilatation (FBF +5%). Im Gegensatz dazu konnte in der Folsäuregruppe die erwartete Vasokonstriktion beobachtet werden (FBF –13%). In der Folsäuregruppe kam es zu einer dosisabhängigen Zunahme der Vasokonstriktion, während in der Placebogruppe diese Vasokonstriktion nahezu vollständig unterdrückt war. Der Unterschied zwischen den beiden Gruppen betrug $p < 0,001$ (zweiseitiger ANOVA-Test).

6.3.5 Effekte der GTN-Infusion

Intraarterielle Infusionen von GTN führte zu einem dosisabhängigen Anstieg in FBF in beiden Gruppen. In der Placebogruppe erreichte dieser Anstieg im Maximum 93%. Er war jedoch in der Folsäuregruppe signifikant erhöht (183%; $p < 0,05$; zweiseitiger ANOVA-Test).

6.4 Diskussion

Verschiedene experimentelle Studien konnten zeigen, dass eine kontinuierliche nicht intermittierende Behandlung mit GTN die vaskuläre Antwort auf endothelabhängige Vasodilatatoren abschwächt [5, 8, 17]. Zwei humanpharmakologische Untersuchungen unserer Arbeitsgruppen konnten bestätigen, dass eine Therapie mit GTN assoziiert ist mit einer signifikanten endothelialen Dysfunktion sowohl in den Koronararterien als auch in der peripheren Unterarmzirkulation [6, 9].

Die Gründe für die NOS-Dysfunktion, wie sie zusammen mit einer GTN-Therapie assoziiert auftreten, sind widersprüchlich. Dieser Anstieg der Superoxidanionen unter einer kontinuierlichen GTN-Therapie wird nicht bei allen Nitraten beobachtet. So führt beispielsweise eine PETN-Dauertherapie, wie Untersuchungen aus unserer Arbeitsgruppe [15] gezeigt haben, weder zu einer hämodynamischen und vaskulären Toleranz, noch konnten in dieser Untersuchung Zunahmen der Marker oxidativen Stresses in vivo verzeichnet werden. Es ist jedoch gegenwärtig akzeptiert, dass die Therapie mit GTN assoziiert ist mit einem Anstieg der endothelialen Bioverfügbarkeit von Superoxidanionen. Ursprünglich wurde angenommen, dass die vermehrte Superoxidanionproduktion von membranständigen NADH und NADPH-Oxidasen [25] verursacht wird. In jüngster Zeit wurden Befunde vorgelegt, die darauf hinweisen, dass eine NOS-Dysfunktion an dem Prozess einer verstärkten Produktion freier Radikale beteiligt ist. Offenbar sind beide Systeme an der erhöhten Superoxidbioverfügbarkeit in Folge einer GTN-Therapie [16, 24] beteiligt. Einige Autoren glauben, dass die NOS-abhängige gesteigerte Bioverfügbarkeit von Superoxidanionen über Phosphorilierung des Enzyms durch Proteinkinase C erfolgt. Andere vermuten, dass der Mechanismus auf einer lokalen intrazellulären Erniedrigung von L-Arginin [1, 24] beruht. Interessanterweise ist unter den Bedingungen von oxidativem Stress [4, 26] sowohl die Aktivität der Proteinkinase C und die Produktion des asymmetrischen Dimethylarginin, einen Arginin-Analogon, welcher kompetitiv zu L-Arginin ist, erhöht. In einer kürzlichen Publikation [10] konnte nachgewiesen werden, dass eine GTN-Behandlung in toleranzinduzierenden Dosierungen zu einer NOS-Dysfunktion führt und dass Tetrahydrobiopterin diesen Prozess reversibel macht. Es ist bekannt, dass Tetrahydrobiopterin ein wichtiger Co-Faktor für die Aktivität der NOS ist. In der reduzierten Form könnte die Substanz die Balance zwischen endothelialer NO-Synthese und der Bildung von reaktiven Sauerstoffradikalen verbessern [7, 31]. Humanpharmakologische Untersuchungen haben eindeutig nachgewiesen, dass die supplementäre Gabe von Tetrahydrobiopterin die mit Hypercholesterinämie und Rauchen [28, 30] verbundene NOS-Dysfunktion reversivel macht. Die gesteigerte Superoxidanionproduktion führt zu einer sehr raschen Reaktion mit NO. Es entsteht das Peroxinitritanion [14]. Peroxinitrit oxidiert das Tetrahydrobiopterin, so dass es als Co-Faktor in reduzierter Form für die NOS nicht mehr zur Verfügung steht [18]. Eine gesteigerte Peroxinitritproduktion ist ebenfalls mit einer Nitrattoleranzentwicklung assoziiert [19]. Hieraus kann geschlossen werden, dass die Verfügbarkeit von Tetrahydrobiopterin reduziert ist in Folge einer angestiegenen Oxidationsrate zu Dihydrobiopterin. Eine Vielzahl von Studien hat nun nachgewiesen, dass Folsäure und Folsäurederivate die abnormale Respons auf endothelabhängige Vasodilatatoren und Vasokonstriktoren reversibel machen können. In diesem Prozess ist möglicherweise Folsäure bedeutsam für die Regeneration der reduzierten Form von Tetrahydrobiopterin [3, 33, 35].

In der vorliegende Studie waren die Effekte von Acetylcholin und L-NMMA auf den FBF in der Folsäuregruppe vergleichbar mit denen, die in früheren Untersuchungen berichtet [9] wurden. Unsere Ergebnisse beweisen, dass die supplementäre Gabe von Folsäure in der Lage ist, sowohl die Entwicklung einer NO-Dysfunktion als auch einer GTN-Toleranz während kontinuierlicher GTN-Therapie verhindern kann. Die Ergebnisse sind konsistent mit der Meinung, dass eine kontinuierliche GTN-Therapie die funktionale Verfügbarkeit von Tetrahydrobiopterin reduzieren könnte. Zweifelsohne ist eine kontinuierliche GTN-Therapie assoziiert mit einer gesteigerten Produktion des Superoxidanions einerseits und Peroxinitrit andererseits. Dieses führt zu einer reduzierten Tetrahydrobiopterin-Bioverfügbarkeit. Daher unterstützen die Daten der hier vorgestellten Untersuchung die Auffassung, dass eine NOS-Dysfunktion, wie sie durch eine kontinuierliche GTN-Therapie induziert wird, möglicherweise durch eine Veränderung im Tetrahydrobiopterinmetabolismus verursacht ist. Zur Erklärung des günstigen Effektes einer zusätzlichen Gabe von Folsäure auf eine endotheliale Dysfunktion sind verschiedene Mechanismen [33] vorgeschlagen worden. Folsäure hat einerseits einen direkten antioxidativen Effekt und kann die Superoxidanionproduktion durch die Xanthin-Oxidase in vitro reduzieren [33]. Andererseits wurde berichtet, dass der Inhibitorische Effekt der Folsäure auf die Xanthin-Oxidase ein Artefakt sei [34], der unter den gewählten In-vitro-Bedingungen auftritt. Man könnte auch annehmen, dass Folsäure möglicherweise einen günstigen Einfluss auf die Endothelfunktion besitzt, über eine Modifikation der Homocysteinkonzentration. Für die vorliegende Untersuchung könnte das ein relativer Effekt sein, wenn eine GTN-Therapie zu einem angestiegenen Homocyteinlevel geführt hätte. Wir konnten jedoch keine Änderungen in der Homocystein-Konzentration in unserer Untersuchung nachweisen. Zumindest aus In-vitro-Untersuchungen kann eindeutig geschlossen werden, dass der Effekt der Folsäure auf die NOS-Dysfunktion durch Tetrahydrobiopterin vermittelt wird und dass dieser Prozess unabhängig ist sowohl von der Produktion von Superoxidanion durch die Xanthin-Oxidase als auch durch einen direkten antioxidativen Effekt der Folsäure selbst.

Wir haben hier auch den Effekt der Folsäure auf die Entwicklung der Nitrattoleranz untersucht. Die intraarterielle Infusion zwei verschiedener Konzentrationen von GTN führten zu einer signifikant höheren Wirkung in der Folsäuregruppe. Die Effekte waren vergleichbar mit denen, wie sie in der Kontrollgruppe erzielt wurden. Hieraus können wir schlussfolgern, dass unsere Ergebnisse zeigen, dass Folsäure auch in der Lage ist, die Entwicklung einer Nitrattoleranz zu verhindern. Frühere Studien konnten nachweisen, dass die Behandlung mit dem Antioxidans Vitamin C auch in der Lage ist, die Entwicklung einer Nitrattoleranz zu verhindern. Dieser Effekte könnte beruhen auf dem Scavenging des Superoxidanion des Peroxinitrits. Hierdurch wird dann die Bioverfügbarkeit von NO erhöht. Zusätzlich konnte gezeigt werden, dass der günstige Effekt von Vitamin C zumindestens teilweise unabhängig von seinen antioxidativen Eigenschaften ist. Diese Tatsache und der Nachweis, dass Vitamin C die NOS-Aktivität stimuliert über eine Interaktion mit Tetrahydrobiopterin scheint auf einen Mechanismus hinzudeuten, der ähnlich mit dem vorgestellten für die Folinsäure ist.

Zusammenfasssend unterstützen unsere Untersuchungen die Auffassung, dass Veränderungen in der NOS-Funktion wie sie nach einer kontinuierlichen GTN-Therapie beobachtet werden, eine kausale Rolle in der Entwicklung der GTN-Toleranz spielen könnten. Wir glauben, dass dieses kompatibel ist mit der Ansicht, dass eine intakte Endothelfunktion notwendig für die GTN-Effekte ist. Der günstige Effekt von Tetrahydrobiopterin auf die Entwicklung einer Nitrattoleranz konnte sehr deutlich in kürzlich durchgeführten tierexperimentellen Studien gezeigt werden. Andererseits ist aus Kosten- Nebenwirkungsgründen eine Therapie mit Tetrahydrobiopterin nicht durchführbar. Wir glauben, dass die Effektivität, die niedrigen Kosten und die geringen Nebenwirkungen der Folsäuregabe eine hohe klinische Relevanz besitzen.

Die Zukunft der Therapie mit Nitraten ist abhängig davon, ob es gelingt mit geeigneter Komedikation das Toleranzphänomen zu vermeiden oder ob Nitrate ohne Toleranzphänomene wie PETN ihre Überlegenheit auch unter verschiedenen klinischen Bedingungen überzeugend bestätigen können.

6.5 Literatur

1. Abou-Mohamed G, Kaesemeyer WH, Caldwell RB et al (2000) Role of L-arginine in the vascular actions and development of tolerance to nitro-glycerin. Br J Pharmacol 130:211–218
2. Bassenge E, Fink N, Skatchkov M et al (1998) Dietary supplement with vitamin C prevents nitrate tolerance. Clin Invest 192:67–71

3. Bellamy MF, McDowell IF, Ramsey MW et al (1999) Oral folate enhances endothelial function in hyperhomocysteinmaemic subjects. Eur J Clin Invest 29: 659–662
4. Boger RH, Sydow K, Borlak J et al (2000) LDL cholesterol upregulates synthesis of asymmetrical dimethylarginine in human endothelial cells: involvement of S-adenosylmethionine-dependent methyltransferases. Circ Res 87:99–105
5. Buga GM, Griscavage JM, Rogers NE et al (1993) Negative feedback regulation of endothelial cell function by nitric oxide. Circ Res 73:808–812
6. Caramori PR, Adelman AG, Azevedo ER et al (1998) Therapy with nitroglycerin increases coronary vasoconstriction in response to acetylcholine. J Am Coll Cardiol 32:1969–1974
7. Cosentino F, Luscher RF (1999) Tetrahydrobiopterin and endothelial nitric oxide synthase activity. Cardiovasc Res 43:274–278
8. Fukazzawa M, Namiki A (1994) Reduced endothelium-dependent vasodilation by acetylcholine and bradykinin in isolated nitroglycerin-tolerant blood vessels. Gen Pharmacol 25:61–67
9a. Gori T, Parker JD (2001) Evidence supporting abnormalities in nitric oxide synthase function induced by nitroglycerin. J Am Coll Cardiol 38(4):1096–1101
9b. Gori T, Burstein JM, Ahmed S, Miner SE, Al-Hesayen A, Kelly S, Parker JD (2001) Folic acid prevents nitroglycerin-induced nitric oxide synthase dysfunction and nitrate tolerance: a human in vivo study. Circulation 104:1119–1123
10. Gruhn N, Aldershvile J, Boesgaard S (2001) Tetrahydrobiopterin improves endothelium-dependent vasodilation in nitroglycerin-tolerant rats. Eur J Pharmacol 416:245–249
11. Heller R, Unbehaun A, Schellenberg B et al (2001) L-ascorbic acid potentiates endothelial nitric oxide synthesis via a chemical stabilisation of Tetrahydrobiopterin. J Biol Chem 276:40–47
12. Hinz B, Schröder H (1998) Vitamin C attenuates nitrate tolerance independently of its antioxidant effect. FEBS Lett 428:97–99
13. Huang A, Vita JA, Venema RC et al (2000) Ascorbic adic enhances endothelial nitric-oxide snythase activity by increasing intracellular Tetrahydrobiopterin. J Biol Chem 275:1739–17406
14. Huie RE, Padmaja S (1993) The reaction of NO with superoxide. Free Radic Res Commun 18:195–199
15. Jurt U. Gori T, Parker JD (2001) Differential Effects of pentaerithritol tetranitrate and Nitroglycerin on the Development of Tolerance and Evidence of Lipid Peroxidation a human in vivo study. J Am Coll Cardiol 38(3):854–859
16. Kaesemeyer WH, Ogonowski AA, Jin L et al (2000) Endothelial nitric oxide synthase is a site of superoxide synthesis in endothelial cells treated with glyceryl trinitrate. Br J Pharmacol 131:1019–1023
17. Laursen JB, Boesgaard S, Poulsen HE et al (1996) Nitrate tolerance impairs nitric oxide-mediated vasodilation in vivo. Cardiovasc Res 31:814–819
18. Laursen JB, Somers M, Kurz S et al (2001) Endothelial regulation of vasomotion in apoE-deficient mice: implications for interactions between peroxynitrite and Tetrahydrobiopterin. Circulation 103:1282–1288
19. Mihm MJ, Coyle CM, Jing L et al (1999) Vascular peroxynitrite formation during organic nitrate tolerance. J Pharmacol Exp Ther 291:194–198
20. Milone SD, Pace-Asciak CR, Reynaud D et al (1999) Biochemical, hemodynamic, and vascular evidence concerning the free radical hypothesis of nitrate tolerance. J Cardiovas Pharmacol 33:685–690
21. Mülsch A, Oelze M, Klöss S et al (2001) Effects of in vivo nitroglycerin treatment on activity and expression of the guanylyl cyclase and cGMP-dependent protein

kinase and their downstream target vasodilator-stimulated phosphorprotein in aorta. Circulation 103:2188–2194

22. Münzel T, Giaid A, Kurz S et al (1995) Evidence for a role of endothelin 1 and protein kinase C in nitroglycerin tolerance. Proc Natl Acad Sci USA 92:5244–5248
23. Münzel T, Kurz S, Rajagopalan S et al (1996) Hydralazine prevents nitroglycerin tolerance by inhibiting activation of a membrane-bound NADH oxidase: a new action for an old drug. J Clin Invest 98:1465–1470
24. Münzel T, Li H, Mollnau H et al (2000) Effects of long-term nitroglycerin treatment on endothelial nitric oxide synthase (NOS III) gene expression, NOS III-mediated superoxide production, and vascular NO bioavailability. Circ Res 86: E7–E12
25. Münzel T, Sayegh H, Freeman BA et al (1995) Evidence for enhanced vascular superoxide anion production in nitrate tolerance: a novel mechanism underlying tolerance and cross-tolerance. J Clin Invest 95:187–194
26. Nishikawa T, Edelstein D, Du XL et al (2000) Normalizing mitochondrial super-oxide production blocks three pathways of hyperglycaemic damage. Nature 404: 787–790
27. Petrie JR, Ueda S, Morris AD et al (1998) How reproducible is bilaterial forearm venous occlucion plethysmography in man? Br J Clin Pharmacol 45:131–139
28. Stroes E, Kastelein J, Cosentino F et al (1997) Tetrahydrobiopterin restores endothelial function in hypercholesterolemia.J Clin Invest 99:41–46
29. Stroes ES, van Faassen EE, Yo M et al (2000) Folic acid reverts dysfunction of endothelial nitric oxide synthase. Circ Res 86:1129–1134
30. Ueda S, Matsuoka H, Miyazaki H et al (2000) Tetrahydrobiopterin restores endothelial function in long-term smokers. Am Coll Cardiol 35:71–75
31. Vasquez-Vivar J, Kalyanaraman B, Sek PM et al (1998) Superoxide generation by endothelial nitric oxide synthase: The influence of cofactors. Proc Natl Acad Sci USA 95:9220–9225
32. Verhaar MC, Wever RM, Kastelein JJ et al (1999) Effects of oral folic acid supplementation on endothelial function in familial hypercholesterolemia: a randomized placebo-controlled trial. Circulation 100:335–338
33. Verhaar MC, Wever RM, Kastelein JJ et al (1998) 5-methyltetrahydrofolate, the active form of folic acid, restores endothelial function in familial hypercholesterolemia. Circulation 97:237–241
34. Weber GG, Nair MG (1992) Inhibition of the neutrophil NADPH oxidase by folic acid and antagonists of the folic acid metabolism. Immunopharmacol Immunotoxicol 14:523–538
35. Wilmink HW, Stroes ES, Erkelens WD et al (2000) Influence of folic acid on postprandial endothelial dysfunction. Arteriscler Thromb Vasc Biol 20:185–188

7 Einfluss von Pentaerithrityltetranitrat (PETN)* und anderen organischen Nitraten auf die NO-Sensitivität und den Redoxzustand der löslichen Guanylylcyclase

A. MÜLSCH

7.1 Einleitung

Nach dem zurzeit gültigen Paradigma wirken die organischen Nitrate vaso-relaxierend, indem sie Stickstoffmonoxid (NO) freisetzen und im glatten Gefäßmuskel das Hämoprotein lösliche Guanylylcyclase (sGC) aktivieren [1]. Der dadurch bewirkte starke Anstieg des glattmuskulären cyclischen Guanosinmonophosphat (cGMP) setzt eine Effektorkaskade in Gang, die u.a. die glattmuskuläre Kontraktion hemmt und dadurch den Gefäßtonus senkt [2]. Am Gefäßmuskel induziert NO aber auch eine Tachyphylaxie, für die mehrere Mechanismen verantwortlich gemacht werden:

- Eine durch cGMP induzierte und nach Deaktivierung der sGC anhaltende Aktivierung der cGMP-abbauenden Phosphodiesterase 5 [3].
- Eine direkte Desensitivierung der sGC gegenüber exogen appliziertem [4] und endothelialem NO [5].
- Eine verminderte Expression des sGC-Proteins, die allerdings erst längere Zeit (>12 h) nach der NO-Einwirkung manifest wird [4].

Der molekulare Mechanismus der direkten Desensitivierung der sGC durch NO ist nicht bekannt. Es wurde vermutet, dass eine Oxidation des Häm-eisens des Enzyms dafür verantwortlich sein könnte [4]. Tatsächlich bewirken z.B. die neueren sGC-Inhibitoren ODQ und NS 2028 eine Oxidation des Hämeisens und verhindern dadurch die Bindung des NO an das Häm [6–8]. Bisher war es jedoch nicht möglich, die Häm-oxidierte Redoxform der sGC in vaskulärem Gewebe direkt nachzuweisen. Dies erlaubt nun seit kurzem eine neue Substanz der Fa. Aventis, HMRX, die selektiv die Hämeisen-oxidierte sGC aktiviert [9].

Andererseits ist bekannt, dass die sGC durch Superoxid [10] und Peroxinitrit [11] direkt gehemmt wird. Es wurde berichtet, dass die akute Bildung von beiden Radikalspezies durch bestimmte organische Nitrate in vitro, in Thrombozyten und in vaskulären Zellen [12, 13], induziert werden kann. Dies trifft besonders für das Nitroglyzerin (GTN) zu, nicht jedoch für das

---

*Handelsname: Pentalong®

Pentaerithrityltetranitrat (PETN). Daher könnte bei der durch bestimmte organische Nitrate induzierten Tachyphylaxie als weiterer Inhibitionsmechanismus eine direkte Hemmung der sGC durch Sauerstoffradikale beteiligt sein.

7.2 Fragestellung

In dieser Studie sollte untersucht werden, ob organische Nitrate (Nitratester) in isolierten Schweinekoronarien nach akuter und chronischer Einwirkung eine direkte Desensitivierung der sGC gegenüber einer Aktivierung durch NO induzieren können, und ob gegebenenfalls eine Oxidation des Hämeisens der sGC für diese Desensitivierung verantwortlich ist. Um das sGC desensitivierende Agens zu identifizieren wurde unter gleichen Versuchsbedingungen die Freisetzung von NO und Superoxidanionradikalen (O_2^-) gemessen.

7.3 Methoden

▪ Isolierung von Blutgefäßen

Schlachtwarme Schweineherzen wurden auf Eis gelagert und innerhalb einer Stunde der rechte Zweig der Kranzarterie (RIVA) entnommen. Männliche Ratten (Wistar, 3 Monate) wurden unter Anästhesie mit Ketanest/Xylazin ausgeblutet und die Thorakalaorta entnommen. Die Gefäße wurden von Blut, adventitiellem Gewebe und Fett befreit. In einigen Versuchen wurden die Segmente längs aufgeschnitten, um das Endothel durch leichtes Überrollen der Intima mit einem Q-Tip zu entfernen. Anschließend erfolgte die weitere Behandlung.

▪ Bestimmung der sGC-Aktivität

Endothelfreie Schweinekoronarien wurden in Gegenwart von N^G-Nitro-L-Arginin (15 min, 30 µM, zur Hemmung nicht-endothelialer NO-Synthasen) mit organischen Nitraten inkubiert (10 min oder 22 h), in fl. Stickstoff schockgefroren, mit einem Dismembranator im gefrorenen Zustand pulverisiert und anschließend in eiskaltem Homogenisationspuffer (20 mM Tris-HCl, pH 7,0; 0,25 M Saccharose; 0,2 mM EDTA; 10 µg/ml Leupeptin; 2 mM Benzamidin; 10 mM Dithiothreitol) aufgearbeitet. Zur Bestimmung der sGC-Aktivität wurden 10 µg Protein des 10 min × 10 000 g Homogenat-Überstandes bei 37 °C für 10 min mit [a-^{32}P]GTP (100 µM) inkubiert, danach das enzymatisch gebildete [^{32}P]cGMP isoliert und im β-Counter (Packard Tricarb 1600) quantifiziert (14). Die spezifische Enzymaktivität wurde als nmol cGMP pro mg Protein pro min berechnet.

▪ Detektion von NO in isolierten Schweinekoronarien

Die Schweinekoronarien wurden longitudinal aufgeschnitten, das Endothel bei einem Teil der Versuche mechanisch entfernt (s.o.), die gesamte RIVA in 8 gleich grosse Segmente geteilt (ca. 50 mg Feuchtgewicht/Segment) und jedes Segment in 10 ml serumfreiem Medium (MEM, GIBCO), 100 µg/ml Streptomycin, 100 E/ml Penicillin; 30 µM N^G-Nitro-L-Arginin unter 4,5% CO_2/Luft-Atmosphäre bei 37 °C 15 min inkubiert. Zur Bestimmung der akuten NO-Bildung wurden 500 µl Eisen(II)citrat (2 mM) und 200 µl Diethyldithiocarbamat (DETC; 500 mM) zugesetzt [15] und unmittelbar darauf verschiedene organische Nitrate (300 µM) oder entsprechendes Lösungsmittel. Nach 10 min wurde das Gewebe in fl. Stickstoff schockgefroren und bei –70 °C aufbewahrt. Zur Bestimmung der NO-Bildung nach längerer Einwirkungszeit der organischen Nitrate wurden Eisen(II)citrat und DETC erst 22 Stunden nach Zugabe der Nitrate zugesetzt und die Gefäßstücke 10 min später schockgefroren. Die ESR-Spektren der Proben wurden bei 77 K mit einem Gerät von Bruker (EPR 300E mit zylindrischem X-Band Resonator TM_{110}) unter folgenden Parametern aufgenommen: Mikrowellenfrequenz: 9,6 GHz, Mikrowellenenergie: 20 mW, Modulationsfrequenz: 100 kHz, Modulationsamplitude: 0,5–5 G, Filter-Zeitkonstante: 0,2–0,6 s. Das ESR-Signal des NOFeDETC-Komplexes wurde zur Berechnung der Menge (pmol) des abgefangenen NO mit einem Standard kalibriert und die Werte zur Berechnung der Gewebekonzentration auf das Feuchtgewicht der PCA-Probe (ca. 50 mg) bezogen.

▪ Detektion von Superoxidanion-Radikalen

Endothel-intakte Schweinekoronarien oder Rattenaorten wurden in Phosphat-Puffer (pH 7,4)/1 mM DTPA in Anwesenheit von TEMPONE-H (2 mM) (PCA) oder CPH (2 mM) (Rattenaorten) und ohne (Kontrolle) oder mit Zusatz von GTN (0,1, 0,2 oder 1 mM) für 30 min bei 37°C inkubiert, anschließend in fl. N_2 schockgefroren und die ESR-Spektren des TEMPONE-Radikals bzw. des CP-Radikals bei 77 K registriert. Zur Bestimmung der Gefäß-unabhängigen Superoxidbildung wurden identische Versuche ohne Gefäße in Phosphat-Puffer durchgeführt.

▪ Material

HMRX wurde von der Fa. Aventis, Straßburg, zur Verfügung gestellt und als 10 mM Stammlösung in DMSO eingesetzt. PETN (1:4 Lactosemischung), Pentaerithrityltrinitrat (PETriN), Pentaerithrityldinitrat (PEDiN), Pentaerithrityltmononitrat (PEMN), Isosorbiddinitrat (ISDN; 40/60 Lactosemischung) und Isosorbidmononitrat (ISMN; 90/10 Lactosemischung) waren von Schwarz Pharma, Monheim. Glyceroltrinitrat (GTN) erhielten wir als 2,5%ige Verreibung in Lactose von Pohl-Boskamp, Hohenlockstedt. Alle Nitrate außer PETN wurden zu 10 mM in Bidest gelöst. PETN bildete beim Verdünnen der Stammlösung (10 mM in DMSO) eine Suspension.

■ Statistik

Alle Versuche wurden mindestens 3-mal durchgeführt. Statistische Signifikanz wurden mitttels ANOVA getestet, bei multiplen Vergleichen wurde eine Korrektur nach Bonferroni durchgeführt. Das Signifikanzniveau wurde auf $P < 0{,}05$ gesetzt.

7.4 Ergebnisse

■ Einfluss von organischen Nitraten auf die NO-Sensitivität und den Redoxzustand der sGC

Endothelfreie Schweinekoronarien wurden mit verschiedenen Nitratestern behandelt, tiefgefroren pulverisiert, mit isotoner Pufferlösung homogenisiert und zentrifugiert. Im $10\,000 \times g$ Überstand des Gewebehomogenats wurde

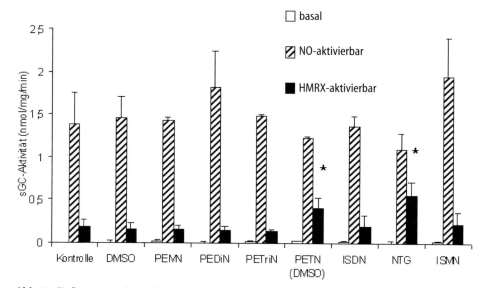

Abb. 1. Einfluss von akuter Nitratexposition auf den Redox-Zustand des Hämeisens der sGC in Schweinekoronarien. Isolierte endothelfreie Gefäße wurden 10 min ohne Zusätze (Kontrolle), mit 3% DMSO (DMSO), oder einem der folgenden Nitratester (je 300 μM) unter Organkulturbedingungen inkubiert: PEMN, PEDiN, PETriN, PETN/3% DMSO, ISDN, GTN, ISMN. In den Gewebehomogenaten wurde die basale, die mit 100 μM Natrium Nitroprussid (NO-aktivierbar) und die mit 100 μM HMRX (HMRX-aktivierbar) stimulierte GC-Aktivität bestimmt. Die Säulen repräsentieren Mittelwerte, die Fehlerbalken SEM von 4 Versuchen. * signifikanter Unterschied (p < 0,05; ANOVA) zur Kontrolle

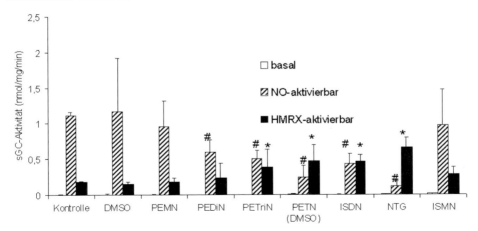

Abb. 2. Einfluss chronischer Nitratester-Exposition auf die NO-Sensitivität der sGC. Isolierte Endothel-freie Schweinekoronarien wurden mit Nitratestern wie in Abb. 1 angegeben, aber für 22 h unter Organkulturbedingungen inkubiert. Die basale, die NNP(NO) aktivierbare und die HMRX-aktivierbare GC-Aktivität wurde in den Gewebehomogenaten bestimmt. Mittelwerte + SD aus 4 Versuchen. # signifikanter Unterschied zur NO-abhängigen GC-Aktivität der Kontrolle; * signifikanter Unterschied zur HMRX-abhängigen GC-Aktivität der Kontrolle. ($p < 0,05$; $n = 4$; ANOVA)

die NO-sensitive (NNP-stimulierbare) und die NO-insensitive (durch HMRX, den Aktivator der Häm-oxidierten sGC stimulierbare) GC-Aktivität bestimmt. Nach 10 min induzierten nur Pentaerithrityl Tetranitrat (PETN) und Nitroglycerin (NTG) eine signifikante Oxidation der sGC, erkennbar an einer leichten Abnahme der NO-abhängigen Maximalaktivität und einer Verdreifachung der Aktivität des HMRX-stimulierten hämoxidierten Enzyms (Abb. 1).

Nach 22 h induzierten jedoch alle organischen Nitrate eine „NO-Tachyphylaxie", allerdings in unterschiedlichem Ausmaß (Abb. 2). Die Reihenfolge der sGC oxidierenden Wirkung war GTN > PETN > PE-Trinitrat (PETriN) > ISDN > PEDiN > ISMN > PEMN. Unter GTN änderte sich das Verhältnis von NO-sensitiver (Fe(II)sGC) zu HMRX-sensitiver (Fe(III)sGC) Aktivität nach 22 h von ca. 6:1 auf 1:5, wobei die Gesamtaktivität (NO-sensitiv + HMRX-sensitiv) um bis zu 50% abnahm (Abb. 2).

▪ Einfluss von Radikal-Fängern auf die Nitratester-induzierte Oxidation der sGC

Die Schweinekoronarien wurden wie in den vorherigen Versuchen beschrieben mit GTN (300 µM) behandelt, jedoch wurden bei der Nitratexposition die Sauerstoff-Radikalfänger DMSO (0,1%) oder DMPO (0,1 M) zugesetzt. Das Verhältnis von NO-sensitiver zu HMRX-sensitiver GC-Aktivität, d. h., das Verhältnis von reduzierter zu oxidierter sGC, wurde durch 10-minütige GTN-Behandlung von ca. 7:1 auf 2:1 verschoben (Abb. 3). Durch die Anwesenheit der Sauerstoffradikalfänger wurde diese sGC-oxidierende Wirkung des GTN nicht beeinflusst (Abb. 3).

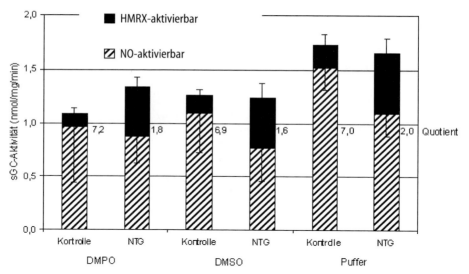

Abb. 3. Einfluss von Sauerstoffradikalfängern DMPO und DMSO auf die akute GTN-induzierte Oxidation der sGC in Schweinekoronarien. Die Balken stellen die Summe aus NNP(NO)-stimulierter (schraffiert) und HMRX-stimulierter (gekreuzt schraffiert) GC-Aktivität dar. Die Zahlen neben den Säulen geben den Quotienten aus beiden GC-Aktivitäten an. Mittelwerte + SD aus 3 (DMPO), 5 (DMSO) und 4 (Puffer) Versuchen

Nach 22-stündiger GTN-Exposition wurde das Verhältnis von NO-sensitiver zu HMRX-sensitiver GC-Aktivität von ca. 4,5:1 auf 1:5 umgekehrt (Abb. 4, „Puffer"), d.h., der Anteil der oxidierten sGC an der gesamten sGC-Aktivität stieg von ca. 20 auf 80% an. Diese GTN-induzierte Oxidation des Hämeisens der sGC wurde durch die Anwesenheit der Sauerstoffradikalfänger nicht signifikant beeinflusst (Abb. 4, „DMPO", „DMSO"). Wie an der jeweiligen Säulenhöhe in Abb. 4 zu erkennen ist nahm die Gesamtaktivität der sGC nach 22-stündiger GTN-Exposition um ca. 20% ab. Dieser Effekt wurde durch die Anwesenheit der Radikalfänger noch verstärkt auf ca. 40% (Abb. 4).

■ NO-Freisetzung in Schweinekoronarien (PCA) während akuter (10 min) und chronischer (22 h) Nitratbehandlung

Um die Nitratester-induzierte Freisetzung von NO in PCA zu bestimmen wurde entweder sofort mit der Nitratester-Zugabe oder 22 h danach das NO-spintrap Eisen-Diethyldithio-carbamat (FeDETC) zugesetzt und 10 min später das Gewebe in fl. N_2 schockgefroren. Während der 10-minütigen Inkubation akkumuliert das NO als paramagnetischer NOFeDETC-Komplex (*mononitrosyliron complex*, MNIC) im Gewebe und kann mittels ESR-Spektroskopie detektiert werden. Typische ESR-Spektren sind in Abb. 5 dargestellt.

Zunächst wurde die NO-Bildung in endothelfreien PCA untersucht. In Abwesenheit von organischen Nitraten konnte wie erwartet keine NO-Bildung

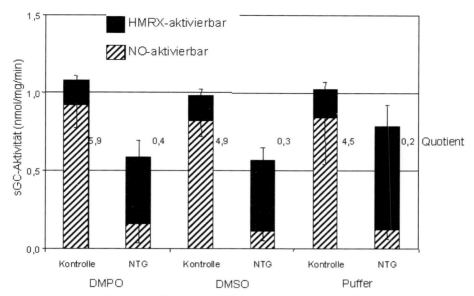

Abb. 4. Einfluss von Sauerstoffradikalfängern DMPO und DMSO auf die nach 22-stündiger GTN-Exposition induzierte Oxidation der sGC in Schweinekoronarien. Die Balken stellen die Summe aus NNP(NO)-stimulierter (schraffiert) und HMRX-stimulierter (gekreuzt schraffiert) GC-Aktivität dar. Die Zahlen neben den Säulen geben den Quotienten aus beiden GC-Aktivitäten an. Mittelwerte ± SD aus 4 Versuchen

nachgewiesen werden (Abb. 6, „Ctl"). Es zeigte sich, dass durch 300 μM Nitratester trotz der hohen Konzentration (100–1000fach über der EC_{50} für Vasorelaxation) die NO-Bildungsrate sowohl unmittelbar nach Exposition als auch nach 22 h nur sehr gering war, sie lag maximal bei 20 nM/10 min (Abb. 6). Akut setzten alle Nitratester NO frei, die Rate war mit GTN am größten (Abb. 6, „akut"). Nach 22 h ließ sich nur noch mit GTN, PETriN und ISDN eine NO-Bildung nachweisen, nicht jedoch beim PETN und ISMN (Abb. 6, „chronisch"). Das Verschwinden der ISMN-induzierten NO-Bildung nach 22 h kann durch Verbrauch der Substanz erklärt werden. Die fehlende NO-Bildung 22 h nach PETN-Zugabe lässt sich jedoch in Anbetracht der sistierenden NO-Freisetzung aus dem PETN-Metaboliten PETriN nicht einfach erklären. Möglicherweise wird das PETN in PCA zu anderen Produkten als dem PETriN metabolisiert, die kein NO bilden.

In endothelintakten PCA konnte schon ohne Zusatz von Nitratestern eine signifikante NO Bildung in Höhe von ca. 40 nM/10 min nachgewiesen werden (Abb. 7, „Control"), die in Gegenwart von DMSO (Lösungsmittel für PETN) etwas höher ausfiel (Abb. 7, „DMSO"). Durch den NO-Synthase Inhibitor N^G-Nitro-L-Arginin (LNA; 30 μM; 20 min vor dem Spintrap zugesetzt) wurde diese endothelabhängige NO Bildung gehemmt (Abb. 7, „Ctrl + LNA bzw. „DMSO + LNA"). Durch GTN und PETN (300 μM) erhöhte sich die NO Bildung in den ersten 10 min gleich stark auf ca. 70 nM (Abb. 7, „GTN", „PETN"). Diese Nit-

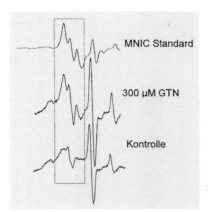

Abb. 5. ESR-Detektion von NO in isolierten endothelfreien Schweinekoronarien. Das charakteristische ESR-Triplett-Signal des paramagnetischen NOFeDETC-Komplexes (MNIC; gestrichelter Rahmen) überlagert in der MNIC-Standardprobe (oben) und der 22 h mit GTN-behandelten Schweinekoronarie (Mitte) das Hintergrundspektrum des Kupfer-DETC-Komplexes in der nicht mit GTN behandelten Koronararterie (Kontrolle). Durch Vergleich der Signalintensität des Differenzspektrums (GTN minus Kontrolle) mit dem des Standards kann die Konzentration des MNIC (= abgefangenes NO) im Gewebe bestimmt werden. Die NO-Bildungsrate betrug 22 h nach Zugabe von 300 μM GTN 20 nM NO/10 min

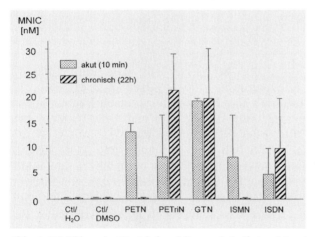

Abb. 6. NO-Bildung in Nitrat-behandelten endothelfreien Schweinekoronarien. Summarische Auswertung der ESR-Spektren von Schweinekoronarien, die für 10 min oder 22 h mit organischen Nitraten (300 μM) behandelt wurden. In nicht Nitrat-exponierten Koronarien konnte keine NO-Bildung detektiert werden (s. auch Abb. 5, Kontrolle). Mittelwerte ± SEM von 3–4 Versuchen

rat-induzierte NO-Bildung wurde durch den NOS-Inhibitor nicht beeinflußt (Abb. 7, „GTN + LNA", „PETN + LNA"), obwohl eine Abnahme um den Betrag der endothelialen Komponente zu erwarten wäre. Offenbar kompensiert die Nitrat-abhängige NO-Bildung den Ausfall des endothelialen NO.

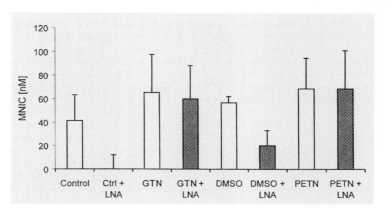

Abb. 7. NO-Bildung in Nitrat-behandelten und unbehandelten endothelintakten Schweinekoronarien. Endothelintakte Schweinekoronarien wurden im Organbad für 10 min mit dem NO-Spintrap, in An- und Abwesenheit von GTN oder PETN (300 μM), und mit und ohne Zusatz des NOS-Inhibitors LNA (30 μM) inkubiert. Summarische Auswertung (Mittelwerte ± SEM) der ESR-Spektren von 3–4 Versuchen

▪ Sauerstoffradikalbildung durch organische Nitrate in vitro

Nach den Untersuchungen von Bassenge und Mitarbeitern [12, 13] bildet das GTN, nicht aber das PETN, bei Kontakt mit vaskulärem Gewebe sofort Superoxidanion-Radikale (O_2^-). Um zu überprüfen, ob diese Radikale auch unter unseren Versuchsbedingungen gebildet werden und dann möglicherweise für die Nitratester-induzierte NO-Desensitivierung und Häm-Oxidation der sGC verantwortlich sind, haben wir die O_2^--Bildung in GTN-behandelten Rattenaorten mit TemponeH bzw. in GTN-behandelten PCA mit 1-Hydroxy-3-Carboxy-Pyrolidin (CPH) bestimmt. Beide Substanzen bilden bei Reaktion mit O_2^- ein stabiles Nitroxylradikal (Abb. 8), das mittels ESR-Spektrometrie detektiert und quantifiziert werden kann.

Bei der Xanthinoxidase-katalysierten Bildung von O_2^--Radikalen konnte nach 5 min das typische ESR-Spektrum des Tempone$^{\bullet}$-Radikals detektiert werden (Abb. 9). Das gleiche ESR-Spektrum wurde in endothelintakten Rattenaorten registriert, die für 5 min im Organbad in An- und Abwesenheit von GTN (100 μM) inkubiert wurden (Abb. 9). Die summarische Auswertung ist in Abb. 10 dargestellt. Durch GTN wurde die Tempone$^{\bullet}$-Bildung im vaskulären Gewebe nur um ca. 20% gesteigert gegenüber den nicht GTN-behandelten Gefäßen. Allerdings wurde das Tempone$^{\bullet}$-Radikal auch in Pufferlösung spontan ohne Zusatz von GTN gebildet (Abb. 9, „Puffer") und war auch im Inkubationsmedium der Aorten nachzuweisen (Abb. 9, „Medium"). Auffälligerweise entsprach die GTN-induzierte Konzentrationsabnahme des Tempone$^{\bullet}$ im Medium der Konzentrationszunahme im vaskulären Gewebe. Dieser Umstand lässt vermuten, dass unter diesen Bedingungen nicht eine erhöhte GTN-induzierte vaskuläre O_2^--Bildung detektiert wird, sondern eine

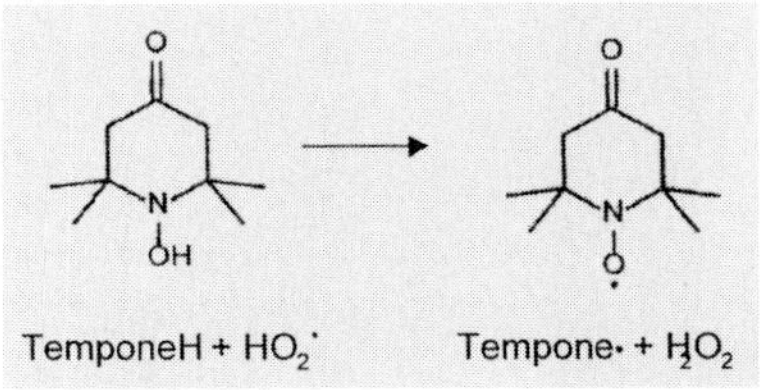

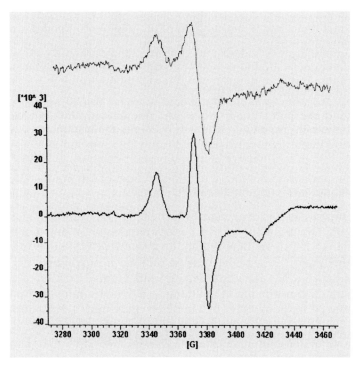

Abb. 8. Prinzip des Superoxid-Radikal. Nachweises mit TemponeH

TemponeH + HO₂˙ → Tempone· + H₂O₂

Abb. 9. Superoxid-Bildung in endothel-intakter Rattenaorta. Repräsentative ESR-Spektren zum Nachweis des während 5 min gebildeten paramagnetischen Reaktionsproduktes von 2 mM TemponeH bei der Oxidation von Xanthin (10 µM) durch Xanthinoxidase (4 mU) (unten); und in endothel-intakter Rattenaorta (oben). Die ESR-Spektren wurden bei 77 K registriert

GTN-induzierte Umverteilung (Aufnahme) des spontan gebildeten Tempone˙-Radikals in die Gefäßwand.

Um eine GTN-induzierte Superoxid-Bildung in endothelintakten Schweinekoronarien (PCA) nachzuweisen wurde ein anderer Radikalfänger, das CPH, eingesetzt. Diese Substanz zeigte aber ebenfalls in wässriger gepufferter Lösung eine spontane Oxidation zum paramagnetischen CP˙-Radikal, die gleich groß wie die CP˙-Radikal-Bildung in den PCA war (Abb. 11, „Kontrolle"). Im Inkubationsmedium der PCA wurde das CP˙-Radikal in etwa 50% niedriger Konzentration detektiert. Durch Zusatz von 200 µM GTN wurde

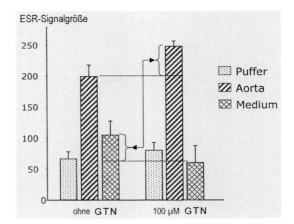

Abb. 10. Tempone$^{\bullet}$-Radikal-Bildung als Maß für $O_2^{\bullet-}$-Bildung in endothelintakter Rattenaorta. Statistische Auswertung (Mittelwerte ± SEM) der ESR-Spektren von 3–5 Versuchen. Erklärung s. Text

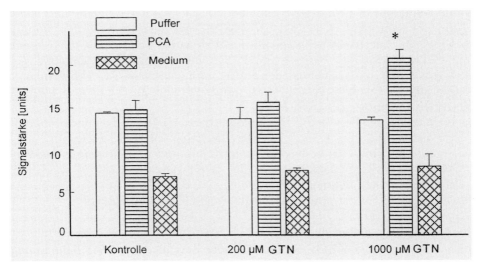

Abb. 11. Superoxid-Bildung in GTN-behandelten Schweinekoronarien. Isolierte, endothelintakte Schweinekoronarien (PCA) wurden in RPMI-Medium in Anwesenheit von CPH (2 mM) und ohne (Kontrolle) oder mit Zusatz von GTN (0,2 oder 1 mM) und 20 µM L-Cystein für 30 min bei 37 °C inkubiert, anschließend in fl. N$_2$ schockgefroren und die ESR-Spektren des CP$^{\bullet}$-Radikals bei 77 K registriert. Zur Bestimmung der Gefäß-unabhängigen Superoxidbildung wurden identische Versuche ohne Koronarien in Medium und Phosphat-Puffer (pH 7,4) durchgeführt. *Statistisch signifikant größer als Kontrolle (n = 3; P < 0,05, ANOVA)

diese CP$^{\bullet}$-Radikal-Bildung nicht signifikant beeinflusst. Erst nach Zugabe von 1 mM GTN wurde in den PCA, nicht jedoch im Medium, eine ca. 30%ige signifikante Zunahme der CP$^{\bullet}$-Radikal-Konzentration beobachtet, die auf eine erhöhte Superoxid-Bildung unter diesen Bedingungen hinweist.

7.5 Diskussion

Die Arbeitshypothese dieser Untersuchung war, dass organische Nitrate bei Applikation in höherer Konzentration eine Tachyphylaxie auf Ebene des NO-Rezeptors lösliche Guanylylcyclase induzieren können, die durch Oxidation des zweiwertigen Hämeisens des Enzyms bewirkt wird. Es wurde weiterhin vermutet, dass das Ausmaß dieser Tachyphylaxie entweder von der Sauerstoffradikal-induzierenden Potenz [16, 17] oder von der NO-Freisetzungsrate der verschiedenen Nitrate abhängen könnte. Es wurde daher der Einfluss verschiedener organischer Nitrate auf die NO-Sensitivität und den Oxidationszustand des Hämeisens der löslichen Guanylylcyclase in Schweinekoronarien untersucht und mit der Nitrat-induzierten NO-Freisetzung und Sauerstoffradikalbildung verglichen.

Es zeigte sich, dass bei akuter Behandlung von endothelfreien Schweinekoronarien mit Nitraten (300 µM, 10 min) nur GTN und PETN eine signifikante Oxidation des Hämeisens induzierten, wie mit dem spezifischen Aktivator des häm-oxiderten Enzyms, HMRX, nachgewiesen werden konnte (Abb. 1). Bei längerfristiger Exposition (22 h) wurde auch durch ISDN sowie die PETN-Metaboliten PETriN und PEDiN eine signifikante Abnahme der NO-Sensitivität und Zunahme der HMRX-stimulierbaren GC-Aktivität, d.h. Oxidation des Guanylylcyclase-Häms, induziert (Abb. 2). Die in Abb. 1 und 2 gezeigten Daten belegen, dass

- ■ Häm-oxidierte Fe(III)sGC physiologischerweise in Schweinekoronarien vorkommt und etwa 1/5 der NO-stimulierbaren Fe(II)sGC ausmacht,
- ■ organische Nitrate in höherer Konzentration akut und chronisch das Verhältnis der sGC-Redoxformen in der Gefäßwand in Richtung oxidierter sGC verschieben können,
- ■ GTN und PETN die größte sGC-oxidierende Potenz aufweisen.

Eine direkte Oxidation des Hämeisens der sGC durch organische Nitrate ist bisher nicht nachgewiesen worden. Frühere Berichte, dass eine Behandlung von Zellen und vaskulärem Gewebe mit höheren Konzentrationen von organischen Nitraten [18–20] und spontan NO-freisetzenden sGC-Aktivatoren [4] das Enzym gegenüber weiterer NO-Stimulation desensitivieren, können jetzt als Oxidation des Hämeisens gedeutet werden.

Um zu klären, ob NO selbst als oxidierende Agens der Nitrate in Frage kommt, haben wir die NO-Freisetzung in endothelfreien PCA nach akuter und chronischer Nitrat-Exposition bestimmt. Obwohl die Nitrate in sehr hoher Konzentration (300 µM) eingesetzt wurden, war nur eine marginale NO-Bildung nachzuweisen (Abb. 6). Mit GTN war sie am höchsten (20 nM/10 min), betrug aber nur knapp die Hälfte der akuten basalen endothelialen NO-Bildung, die wir an endothelintakten PCA ohne Zusatz von Nitraten oder Endothelagonisten bestimmen konnten (Abb. 7). Bei 22-stündiger Nitratexposition wurden keine höheren NO-Bildungsraten gemessen (Abb. 7). In Anbetracht der niedrigen NO Bildungsraten und der großen SD der NO-Bestimmung ist nicht mit Sicherheit festzustellen, ob die Fähigkeit der verschiedenen Nitrate zur Hämoxidation mit der NO-Bildung positiv korreliert. Allenfalls bei der akuten Inkubation mit PETN und GTN könnte dies zutreffen.

Wir hatten zunächst vermutet, dass das NO bzw. ein NO-Metabolit für die Hämoxidation verantwortlich ist. Denkbar wäre ein Mechanismus analog der NO-induzierten Methämoglobinbildung aus Oxyhämoglobin, die als Nachweis-methode für NO eingesetzt wurde [21]. Allerdings ist der Zutritt von moleku-larem Sauerstoff in die Hämbindungstasche der sGC nach bisherigem Erkennt-nisstand nicht möglich [22], so dass eine direkte Interaktion von NO und O_2 am Hämeisen auszuschließen ist. Potentiell Hämeisen-oxidierende Metabolite wären noch Nitrit, NO_2, N_2O_3, und Peroxinitrit. Letzteres induziert jedoch kei-ne Oxidation des Hämeisens der sGC (A. Mülsch, unveröffentlicht). Nitrit hat als Anion keinen Zutritt zur Hämbindungstasche des Enzyms. Durch NO_2 und N_2O_3 sind bevorzugt Nitrosylierungen an Cysteinresten zu erwarten [23], die mit einer Reaktion am Hämeisen kompetitieren würden. Es ist daher unwahr-scheinlich, dass diese Metabolite das Hämeisen oxidieren.

In Anbetracht der marginalen Nitrat-induzierten NO-Bildung, die weniger als die Hälfte der basalen endothelialen NO-Bildung betrug, und der starken Oxidation der sGC durch die Anwesenheit lipophiler Nitrate, sowie keiner vergleichbar starken Oxidation der sGC durch das endotheliale NO (A. Mülsch, unveröffentlicht) muss eine direkte Interaktion der Nitrate mit dem Hämeisen angenommen werden. Tatsächlich wurde kürzlich gezeigt, dass GTN in höherer Konzentration (1 mM) in Abwesenheit von Thiolen direkt zu einer Oxidation des Hämeisens des isolierten Enzyms führt [24]. Bei gleichzeitigem Zusatz von Thiolen wie L-Cystein wurde die sGC dann stimu-liert auf ca. 30% der mit NO am reduzierten Enzym maximal erzielbaren Aktivität. Vom Nitrosomethan (CH_3NO) ist bekannt, dass es an das Häm-eisen der sGC bindet [22]. Diese und unsere Beobachtungen zeigen erstmals, dass organische Nitrate direkt mit dem Hämeisen der sGC reagieren können. Unsere Befunde zeigen auch eine auffallende Korrelation zwischen sGC-oxi-dierender Potenz und der Lipophilie der betreffenden organischen Nitrate. Die Interaktion der sGC mit lipophilen Raktionspartnern und Strukturen scheint tatsächlich eine größere Rolle zu spielen als früher angenommen. So ist die „lösliche" Guanylylcyclase trotz ihres Namens ein sehr schlecht was-serlösliches Enzym und wird z. B. in Endothelzellen teilweise mit der Zell-membran sowie Chaperonen (Hsp90) [25] und anderen Proteinen (PSD-95) [26] assoziiert gefunden.

Möglicherweise vermitteln diese Eigenschaften der sGC die vasorelaxie-rende Wirkung der organischen Nitrate. Der molekulare Mechanismus der Nitrat-Metabolisierung zur Bildung der vasoaktiven und sGC-aktivierenden Spezies muss nach den oben zitierten und unseren Befunden neu formuliert werden. Dies wird an anderer Stelle geschehen. Eine Freisetzung von NO erscheint nicht mehr unbedingt notwendig zu sein. Dieses Paradigma der Nitrat-induzierten Vasorelaxation wird auch von Artz et al. [24, 27] in Frage gestellt. Diese Autoren fanden ebenso wie wir (Mülsch, unveröffentlicht), dass organische Nitrate wesentlich weniger NO freisetzen als spontan NO-freisetzende Substanzen und endothel-abhängige Vasodilatatoren, wenn diese auf Basis equieffektiv relaxierender Konzentrationen verglichen werden.

Die von anderen Autoren [12, 13, 16] berichtete Nitrat-induzierte spontane Bildung von Superoxidradikalen (O_2^-) konnten wir so nicht bestätigen. Erst bei Applikation von 1 mM GTN war mit CPH eine Superoxidbildung in endothelintakten Schweinekoronarien zu detektieren (Abb. 11). Eine Erklärung für die diskrepanten Befunde könnten Spezies- und Gefäßtyp-Unterschiede sein, oder unterschiedliche Versuchsbedingungen. Andererseits sind auch die auf Spin-trapping und Quantifizierung der ESR-Signale basierenden Nachweisverfahren für O_2^- kritisch zu sehen, da eine hohe spontane Bildung des paramagnetischen Produkts gefunden wird, die nicht auf O_2^- zurückgeführt werden kann (Abb. 10, 11). Eine Beteiligung von O_2^- an der Nitrat-induzierten Oxidation der sGC konnten wir weitgehend ausschließen, da die Radikalfänger DMSO und DMPO keinen Einfluss auf diesen Prozess hatten (Abb. 3, 4).

7.6 Schlussfolgerung

Aus unseren Befunden ergibt sich, dass die bei oraler Gabe systemisch wirksamen Di- und Mononitrat-Metabolite des PETN ein wesentlich geringeres sGC-oxidierendes Potential aufweisen als PETN, PETriN, GTN und ISDN. Ursache hierfür sind weniger unterschiedliche NO-Freisetzungsraten, als vielmehr eine direkte Interaktion der lipophilen Nitrate mit der sGC. Aufgrund der marginalen Nitrat-induzierten NO-Freisetzung in endothelfreien Schweinekoronarien scheint zumindest in diesen Gefäßen die vasorelaxierende und sGC aktivierende Wirkung der organischen Nitrate nicht auf einer NO-Freisetzung zu beruhen.

7.7 Literatur

1. Ahlner J, Andersson RG, Torfgard K, Axelsson KL (1991) Organic nitrate esters: clinical use and mechanisms of actions. Pharmacol Rev 43:351–423
2. Denninger JW, Marletta MA (1999) Guanylate cyclase and the .NO/cGMP signaling pathway. Biochim Biophys Acta 1411:334–350
3. Mullershausen F, Russwurm M, Thompson WJ, Liu L, Koesling D, Friebe A (2001) Rapid nitric oxide-induced desensitization of the cGMP response is caused by increased activity of phosphodiesterase type 5 paralleled by phosphorylation of the enzyme. J Cell Biol 155:271–278
4. Papapetropoulos A, Cziraki A, Rubin JW, Stone CD, Catravas JD (1996) cGMP accumulation and gene expression of soluble guanylate cyclase in human vascular tissue. J Cell Physiol 167:213–221

5. Brandes RP, Kim D, Schmitz-Winnenthal FH, Amidi M, Godecke A, Mulsch A, Busse R (2000) Increased nitrovasodilator sensitivity in endothelial nitric oxide synthase knockout mice: role of soluble guanylyl cyclase. Hypertension 35:231–236

6. Schrammel A, Behrends S, Schmidt K, Koesling D, Mayer B (1996) Characterization of 1H-[1,2,4]oxadiazolo[4,3-a]quinoxalin-1-one as a heme-site inhibitor of nitric oxide-sensitive guanylyl cyclase. Mol Pharmacol 50:1–5

7. Olesen SP, Drejer J, Axelsson O, Moldt P, Bang L, Nielsen-Kudsk JE, Busse R, Mulsch A (1998) Characterization of NS 2028 as a specific inhibitor of soluble guanylyl cyclase. Br J Pharmacol 123:299–309

8. Denninger JW, Schelvis JP, Brandish PE, Zhao Y, Babcock GT, Marletta MA (2000) Interaction of soluble guanylate cyclase with YC-1: kinetic and resonance Raman studies. Biochemistry 39:4191–4198

9. Schindler U, Schonafinger K, Strobel H (2000) Preparation of sulfur substituted sulfonylaminocarboxylic acid N-arylamides as modulators of cyclic guanosine monophosphate (cGMP) production. PCT WO 00 02851 A1, 1–87

10. Brune B, Schmidt KU, Ullrich V (1990) Activation of soluble guanylate cyclase by carbon monoxide and inhibition by superoxide anion. Eur J Biochem 192:683–688

11. Weber M, Lauer N, Mulsch A, Kojda G (2001) The effect of peroxynitrite on the catalytic activity of soluble guanylyl cyclase. Free Radic Biol Med 31:1360–1367

12. Dikalov S, Fink B, Skatchkov M, Sommer O, Bassenge E (1998) Formation of Reactive Oxygen Species in Various Vascular Cells During Glyceryltrinitrate Metabolism. J Cardiovasc Pharmacol Ther 3:51–62

13. Dikalov S, Fink B, Skatchkov M, Bassenge E (1999) Comparison of glyceryl trinitrate-induced with pentaerythrityl tetranitrate-induced in vivo formation of superoxide radicals: effect of vitamin C. Free Radic Biol Med 27:170–176

14. Bohme E, Grossmann G, Herz J, Mulsch A, Spies C, Schultz G (1984) Regulation of cyclic GMP formation by soluble guanylate cyclase: stimulation by NO-containing compounds. Adv Cyclic Nucleotide Protein Phosphorylation Res 17: 259–266

15. Mordvintcev P, Mulsch A, Busse R, Vanin A (1991) On-line detection of nitric oxide formation in liquid aqueous phase by electron paramagnetic resonance spectroscopy. Anal Biochem 199:142–146

16. Skatchkov M, Larina LL, Larin AA, Fink N, Bassenge E (1997) Urinary nitrotyrosine content as a marker of peroxynitrite-induced tolerance to organic nitrates. J Cardiovasc Pharmacol Ther 2:85–96

17. Dikalov S, Fink B, Skatchkov M, Stalleicken D, Bassenge E (1998) Formation of reactive oxygen species by pentaerithrityltetranitrate and glyceryl trinitrate in vitro and development of nitrate tolerance. J Pharmacol Exp Ther 286:938–944

18. Schroder H, Leitman DC, Bennett BM, Waldman SA, Murad F (1988) Glyceryl trinitrate-induced desensitization of guanylate cyclase in cultured rat lung fibroblasts. J Pharmacol Exp Ther 245:413–418

19. Molina CR, Andresen JW, Rapoport RM, Waldman S, Murad F (1987) Effect of in vivo nitroglycerin therapy on endothelium-dependent and independent vascular relaxation and cyclic GMP accumulation in rat aorta. J Cardiovasc Pharmacol 10:371–378

20. Mulsch A, Busse R, Winter I, Bassenge E (1989) Endothelium- and sydnonimine-induced responses of native and cultured aortic smooth muscle cells are not impaired by nitroglycerin tolerance. Naunyn Schmiedebergs Arch Pharmacol 339:568–574

21. Feelisch M, Kelm M (1991) Biotransformation of organic nitrates to nitric oxide by vascular smooth muscle and endothelial cells. Biochem Biophys Res Commun 180:286–293

22. Stone JR, Marletta MA (1995) The ferrous heme of soluble guanylate cyclase: formation of hexacoordinate complexes with carbon monoxide and nitrosomethane. Biochemistry 34:16397–16403
23. Hess DT, Matsumoto A, Nudelman R, Stamler JS (2001) S-nitrosylation: spectrum and specificity. Nat Cell Biol 3:E46–E49
24. Artz JD, Schmidt B, McCracken JL, Marletta MA (2002) Effects of nitroglycerin on soluble guanylate cyclase: implications for nitrate tolerance. J Biol Chem 277: 18253–18256
25. Zabel U, Kleinschnitz C, Oh P, Nedvetsky P, Smolenski A, Muller H, Kronich P, Kugler P, Walter U, Schnitzer JE, Schmidt HH (2002) Calcium-dependent membrane association sensitizes soluble guanylyl cyclase to nitric oxide. Nat Cell Biol 4:307–311
26. Russwurm M, Wittau N, Koesling D (2001) Guanylyl cyclase/PSD-95 interaction: targeting of the nitric oxide-sensitive $\alpha2\beta1$ guanylyl cyclase to synaptic membranes. J Biol Chem 276:44647–44652
27. Artz JD, Toader V, Zavorin SI, Bennett BM, Thatcher GR (2001) In vitro activation of soluble guanylyl cyclase and nitric oxide release: a comparison of NO donors and NO mimetics. Biochemistry 40:9256–9264

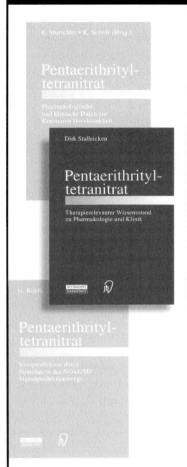

Druck: betz-druck GmbH, D-64291 Darmstadt
Verarbeitung: Buchbinderei Schäffer, D-67269 Grünstadt